आपल्या मुलांच्या यशस्वितेचा कानमंत्र

मूळ इंग्रजी लेखक
अनंत पै

अनुवाद
प्रशांत तळणीकर

मेहता पब्लिशिंग हाऊस

HOW TO HELP YOUR CHILD SUCCEED
by ANANT PAI
Originally Published by UBS Publishers & Distributors Ltd.
New Delhi.
Translated into Marathi Language by Prashant Talnikar

आपल्या मुलांच्या यशस्वितेचा कानमंत्र / व्यक्तिमत्व विकसन

अनुवाद : प्रशांत तळणीकर
२३, मोहिते टाऊनशिप, सर्व्हे नं. १५/१/१,
गिरीजा हॉटेल जवळ, हिंगणे खुर्द,
सिंहगड रोड, पुणे ४११ ०५१

मराठी अनुवादाचे व प्रकाशनाचे हक्क मेहता पब्लिशिंग हाऊस, पुणे ३०.

प्रकाशक : सुनील अनिल मेहता, मेहता पब्लिशिंग हाऊस,
१९४१, सदाशिव पेठ, माडीवाले कॉलनी, पुणे -४११०३०.

मुद्रक : मुद्रा, ३८३ नारायण पेठ, पुणे - ४११०३०.

मुखपृष्ठ : मेहता पब्लिशिंग हाऊस

प्रथमावृत्ती : जुलै, २००४ / मे, २००९ / पुनर्मुद्रण : एप्रिल, २०१४

किंमत : ₹ १००/-

ISBN 81-7766-473-5

प्रस्तावना

१९७९ पासून, तेरा ते एकोणीस या वयोगटातील, तारुण्यात पदार्पण करणाऱ्या मुला-मुलींसाठी मी व्यक्तिमत्व विकास शिबिरे घेत आहे. त्याहून लहान मुलांसाठी मी अशी शिबिरे का घेत नाही, असे मला नेहमी विचारले जाते. त्याचे कारण अगदी साधे आहे. लहान मुलांच्या बाबतीत, त्यांच्या व्यक्तिमत्व विकासामध्ये, कुटुंबाच्या बाहेरील व्यक्ती फक्त पूरक भूमिकाच निभावू शकते. मुख्य भूमिका पालकांची असते. आपले स्वतंत्र व्यक्तिमत्व ठसवण्यासाठीची मुलांची धडपड, ही तारुण्यात पदार्पण करतेवेळीच असते आणि तेव्हाच ती बाह्य गोष्टींच्या प्रभावाला बळी पडू शकतात.

पालकांच्या बाबतीत बोलायचे, तर मुलाच्या आयुष्याच्या अगदी पहिल्या दिवसापासूनच त्याच्या व्यक्तिमत्वाच्या विकासामध्ये त्यांची एक कळीची भूमिका असते. पालकांच्या या कामात आपली मदत व्हावी या हेतूनेच मी १९८७ पासून पालकांसाठी शिबिरे घेत आहे.

या कालावधीत, काश्मीरपासून केरळपर्यंत, आणि पूर्वेला नागालॅन्ड व आसाम ते पश्चिमेला राजस्थान, इथल्या तरुण मुला-मुलींनी त्यांची दिवास्वप्ने आणि दुःस्वप्ने, आकांक्षा आणि भीती, बलस्थाने व कच्चे दुवे मोठ्या विश्वासाने माझ्याजवळ व्यक्त केलेले आहेत. त्यांच्या माझ्यावरील उपकारांबद्दल माझी कृतज्ञ पावती म्हणून, या पुस्तकात त्यातील काही जणांची नावे मी उघड केली आहेत. (अर्थात, खाजगी स्वरूपाचा नसलेला पत्रव्यवहार) मुलांशी असलेल्या माझ्या जवळिकीमुळे, मला पालकांशी संवाद साधण्यास मदत झाली. पालकांबरोबरच्या सत्रांमध्ये, त्यांना काय म्हणायचे आहे हे मी शांतपणे ऐकून घेतलेले आहे. पालकांना, विशेषतः सविता आणि सुमती या माझ्या बहिणी आणि माझी एक मैत्रीण मार्गी यांना, त्यांच्या मुलांच्या समस्या हाताळताना पाहण्यातून माझ्या जाणिवा अधिकच विस्तारल्या. इतर अनेक पुस्तकांबरोबरच डॉ. हैम जी. जिनोत (Dr. Haim G. Ginott), डॉ. थॉमस गॉर्डन (Dr. Thomas Gordon), एरिक बर्न (Eric Berne) आणि डॉ. बेंजामिन स्पॉक (Dr. Benjamin Spock) यांच्या पुस्तकातून मला आंतरिक

ज्ञान मिळाले.

सुरुवातीसच एक गोष्ट मी स्पष्ट करू इच्छितो. या पुस्तकातील सूचनांचा वापर केल्यास तुमच्या मुलांची कामगिरी सुधारण्यास निश्चितच मदत होईल, पण त्यामुळे तुमचा मुलगा वा मुलगी आय्.आय्.टी. (IIT) किंवा आय.ए.एस.च्या परीक्षांमध्ये पहिला क्रमांक मिळवेल, असे नाही. याचे कारण म्हणजे यश मिळवण्यामध्ये अनेक अस्पर्श घटक असतात, इतरही अनेक गोष्टींचा समावेश असतो. त्यातील सर्वच गोष्टी काही नेमक्या शब्दात मांडता येत नाहीत .या पुस्तकात सुचवलेल्या गोष्टींचा प्रयोग केल्यास तुमची मुले हिंसक होण्याची, अमली पदार्थांच्या आहारी जाण्याची किंवा वाईट संगतीने बिघडण्याची शक्यता जवळजवळ नाहीशी होईल, हे मात्र नक्की.

एक सावधगिरीचा इशारा! कुठलीही सूचना लगेच अंमलात आणण्याची घाई करू नका. या पुस्तकात शास्त्रीय परिभाषेचे जंजाळ नसले, तरी यात मांडलेल्या काही संकल्पना समजायला अवघड आहेत.

सुमारे दहा वर्षांपूर्वी, माझे एक भाषण ऐकून एका बाईंनी त्यांच्या मुलाला यशस्वी करण्याचा प्रयत्न केला होता. आणि त्याचा परिणाम भयंकर झाला होता. एके दिवशी त्या माझ्याकडे तक्रार करत आल्या की, प्रत्येक चाचणी आणि परीक्षेच्या आधी त्यांच्या मुलाला न चुकता खूप ताप भरतो.

"तुम्ही काय केले?" मी विचारले.

त्यांना तो त्यांचा अपमान वाटला आणि त्या म्हणाल्या, "पै साहेब, हे बरोबर नाही. मी माझ्या मुलाचे वाईट चिंतेन का? उलट गेल्या वेळी त्याचा अकरावा क्रमांक येऊनदेखील मी त्याच्या पाठीवर हात ठेवून त्याला म्हटले, 'यावेळी तुझा अकरावा क्रमांक आला तर काय झाले, पुढच्या परीक्षेत तू नक्कीच पहिला येशील.'

प्रत्येक चाचणी आणि परीक्षेच्या आधी त्यांच्या मुलाला न चुकता खूप ताप का भरत असेल, ते तुमच्या लक्षात आले का?

त्यांच्या या तथाकथित प्रोत्साहनातून, "तू माझ्या अपेक्षांना पुरा पडला नाहीस. पुढच्या वेळी तू पहिला क्रमांक मिळवलास तर ठीक आहे, अन्यथा....." असा संदेश त्यांनी मुलाला दिला.

मी त्यांना विचारले, "मी असे काय बोललो होतो, जे ऐकून तुम्हाला असे वागण्याची बुद्धी झाली?"

"तुम्ही म्हणाला होतात, 'एखाद्या व्यक्तीला, ती आहे तसेच तुम्ही वागवलेत, तर ती आहे अशीच राहील. पण ती कशी असायला हवी आणि असू शकेल, त्याप्रमाणे तिला वागवलेत, तर ती जशी असायला हवी आणि असू शकेल,

तशीच ती होईल.''

मग मी तत्सम काहीतरी बोलल्याचे मला आठवले. हा दृष्टिकोन मांडणाऱ्या अगदी सुरुवातीच्या काही लोकांपैकी एक म्हणजे जर्मन कवी योहान वुल्फगॉन्ग गोथ (Johan Wolfgang Goethe) पण मी जे काही बोललो त्याचा अन्वयार्थ त्या बाईंनी जो लावला, तो अत्यंत चुकीचा होता. ती व्यक्ती तुम्हाला जशी हवी तशी आहेच, अशा पद्धतीने तुम्ही तिच्याशी वागायचे असते.

म्हणून माझा तुम्हाला असा सल्ला आहे की, पूर्ण पुस्तक वाचल्याशिवाय, मी त्यात जे काही सांगितले आहे ते आचरणात आणू नका.

—अनंत पै

अनुक्रम

१

पालक म्हणून तुमची प्रतिमा काय आहे?

पालक विविध रंग-रूपाचेच नाही, तर मुलांच्या संगोपनाच्या बाबतीत विविध मनोभूमिका असलेलेही असतात.

बालकेंद्री (CHILD-CENTRIC)

आपले मूल हेच विश्वाच्या केंद्रस्थानी आहे असे मानण्याच्या वृत्तीला मी बाल-केंद्री असे नाव दिले आहे. बालकेंद्री हा शब्द बालकेंद्रित या शब्दापेक्षा निराळा आहे. मुलाचा दृष्टिकोन, त्याच्या गरजा आणि त्याच्या क्षमता, यांना योग्य ते महत्त्व देणाऱ्या शिक्षणासाठी बाल-केंद्रित हा शब्द गेल्या काही वर्षापासून वापरला जात आहे.

आपल्या मुलाच्या दृष्टीने काय योग्य आहे किंवा मोठे झाल्यावर त्याला अथवा तिला यश, आरोग्य आणि आनंद कशातून प्राप्त होईल, याबद्दलची जाण बाल-केंद्री पालकांना फारशी नसतेच.

जेमतेम चार वर्षाच्या एका मुलाने एकदा शेजाऱ्याच्या खिडकीवर दगड फेकला आणि खिडकीची काच खळ्कन फुटली.

तो आवाज ऐकून मुलाला गंमत वाटली. त्याने दुसरा दगड उचलला आणि अजून एका खिडकीची काच खाली आली. दरम्यान, खवळलेल्या शेजाऱ्याने ते दगड उचलले आणि पाय आपटीतच तो त्या उपद्व्यापी मुलाच्या घरी गेला. आईला तिच्या लाडक्या लेकाने काय केले ते त्याने सांगितले. आईला ते ऐकून जणू खूप आनंद झाला. ती

म्हणाली, "हे दगड आणल्याबद्दल मी आपली आभारी आहे. कृपया ते मला द्या, त्याच्या लहानपणच्या खोड्यांची सगळी स्मृतिचिन्हे मला जपून ठेवायची आहेत."

मध्ययुगीन युरोपात, राज्य करणे हा आपला दैवी हक्क आहे, असे राजे मंडळींना वाटत असे. त्या काळात, प्रत्येक राजकुमाराबरोबर एक सामान्य घरातील सवंगडी असे. राजकुमाराने जर काही आगळीक, वाईट वर्तन केले, तर या सवंगड्याला शिक्षा मिळे. राजकुमाराची आगळीक जेवढी मोठी तेवढीच मोठी शिक्षा त्या सामान्य मुलाच्या वाट्याला येत असे.

मुलांचे संगोपन करण्याच्या या सूत्राच्या खाणाखुणा आजही अनेक घरांमध्ये आढळून येतात. बालसंगोपनावरच्या माझ्या एका सत्रात हजर राहिलेल्या एका वडिलांना एक सवय होती. त्यांच्या लाडक्या दहा वर्षाच्या मुलाने काहीही खोड्या केल्या तर त्याबद्दल ते त्यांच्या मुलींना रागवत असत. संतापाच्या भरात त्या मुलाने जर एखादी काचेची वस्तू फोडली, तर मुलींना ताबडतोब ते तुकडे उचलून साफसफाई करावी लागे. त्या मुलींकडे असणारी एखादी वस्तू जर त्याला हवीशी वाटली, तर त्यांनी भावाला ती मुकाटपणे देऊन टाकणे अपेक्षित असे! यामुळे त्यांच्या मुलाची स्वत:बद्दलची प्रतिमा तयार होईल व तो यशस्वी होईल, अशी एक हुशार अभियंता असलेल्या त्या वडिलांची प्रामाणिक श्रद्धा होती.

हे वडील म्हणजे बाल-केंद्री पालकाचा एक नमुना आहे. किंबहुना, आपल्या मुलींची त्यांच्या लेखी फारशी किंमत नसल्यामुळे त्यांना मुलगा-केंद्री पालकाचा नमुना असे म्हणणे जास्त योग्य होईल. आपल्या आसपासच्या व्यक्ती व वस्तूंच्या संदर्भातील स्वत:च्या स्थानाबद्दलच्या संपूर्णतया अयोग्य दृष्टिकोनासह वाढलेल्या मुलाला त्याच्या व्यक्तिगत संबंधांमध्ये अडचणी येतील, ही गोष्ट त्यांच्या ध्यानातच आली नाही. लहान वयात त्याचे वर्गमित्र, मित्र-मैत्रिणी आणि शेजार-पाजारचे लोक, तसेच नंतर कार्यालयातील त्याचे कनिष्ठ व वरिष्ठ सहकारी, यांच्याशी कसे वागावे हे त्याला कळणारच नाही. जीव-जिवाणूंपासून मुक्त अशा निर्जंतुक वातावरणात वाढवलेल्या बाळाप्रमाणे (Bubble-baby) त्याची गत होईल. बाहेरच्या वातावरणात आणताच त्या बाळाला संसर्ग होऊन त्याचा जीव जाईल.

बाल-केंद्री पालकांनी पुरवलेले सुरक्षा कवच नसेल, तर त्यांच्याशिवाय कसे जगावे हेच त्या मुलाला उमगणार नाही. हे म्हणजे आधाराविना चालण्याच्या प्रयत्नात मुलाला इजा होऊ नये, म्हणून त्याने पांगुळगाडा घेऊनच चालण्याचा आग्रह आई-वडिलांनी धरावा, तसे आहे. मूल जर अडखळले नाही, काही वेळा धडपडले नाही आणि पुन्हा उठण्यास शिकून कुठल्याही आधाराविना चालण्यात यशस्वी झाले नाही, तर "मी चालू शकतो" ही भावना त्याच्या ठायी निर्माणच होणार नाही.

जे चालण्याच्या बाबतीत खरे आहे, तेच लहान मुले शिकत

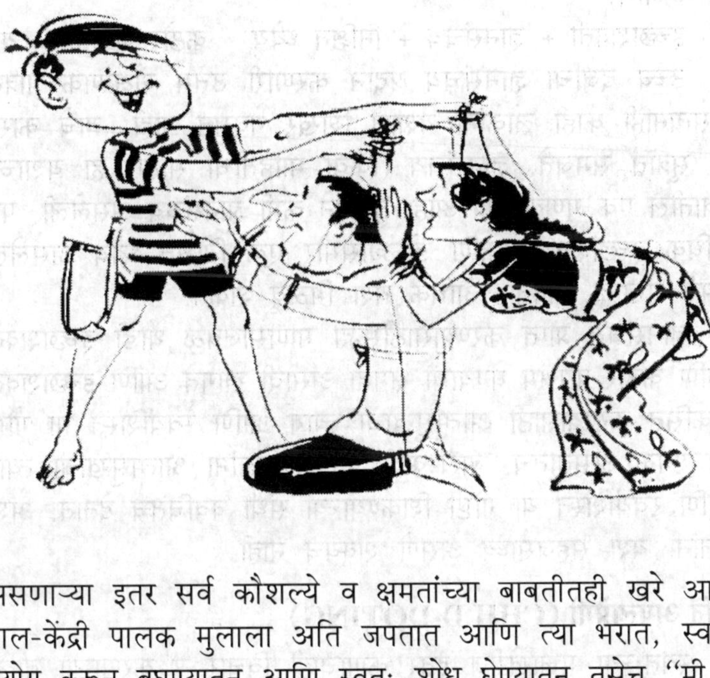

असणाऱ्या इतर सर्व कौशल्ये व क्षमतांच्या बाबतीतही खरे आहे. बाल-केंद्री पालक मुलाला अति जपतात आणि त्या भरात, स्वत: प्रयोग करून बघण्यातून आणि स्वत: शोध घेण्यातून तसेच "मी हे करू शकतो" या आनंदाच्या अनुभवांमधून, आत्मविश्वास मिळवण्याच्या संधी त्यांना मिळू देत नाहीत.

यशाच्या मंत्राची सविस्तर चर्चा माझ्या "यशाचा कानमंत्र" या पुस्तकात केलेली आहे. आत्मविश्वासाची तुलना मी त्यात अल्लाउद्दीनच्या जादूच्या दिव्याबरोबर केलेली आहे. एकदा तो जादूचा दिवा प्राप्त

केल्यानंतर अल्लाउद्दीनला फक्त आपली इच्छा व्यक्त करण्याचेच काम होते, दिव्यातला राक्षस ती पुरी करत असे. माझ्या या तुलनेमध्ये (इंग्रजी शब्द : WISH) म्हणजे :

W– (Willpower) इच्छाशक्ती

I – (Information base) ज्ञानसंचय

S – (Set Purpose) निश्चित ध्येय

H – (Hard work) कठोर परिश्रम

यशाचा मंत्र किंव सूत्र म्हणजे :

W + I + S + H = Success

अर्थात्,

इच्छाशक्ती + ज्ञानसंचय + निश्चित ध्येय + कठोर परिश्रम = यश

उच्च दर्जाचा ज्ञानसंचय प्रदान करणारी उत्तम शैक्षणिक पात्रता असतानाही काही लोकांना यशाचे शिखर गवसत नाही, याचे कारण या सूत्रात समजते. ज्ञानसंचय (किंवा माहितीचा साठा) हा यशाच्या सूत्रातील एक गुणक मात्र आहे. तुलनेने कमी ज्ञानसंचय असलेली, पण अधिक इच्छाशक्ती आणि डोळ्यासमोर एक निश्चित ध्येय असलेली दुसरी एखादी व्यक्ती, अधिक यश मिळवू शकते.

ज्ञानसंचय प्राप्त करण्यासाठीसुद्धा माणसाजवळ थोडी इच्छाशक्ती आणि कठोर परिश्रम घेण्याची क्षमता असावी लागते आणि इच्छाशक्ती विकसित करण्यासाठी आत्मसुखाचा त्याग आणि स्वयंशिस्त या गोष्टी आवश्यक असतातच. बाल-केंद्री पालक मुलांना आत्मसुखाचा त्याग आणि स्वयंशिस्त या गोष्टी शिकण्याच्या संधी क्वचितच देतात. अशा मुलांना यश सहजसाध्य असणे शक्यच नाही.

अति अपत्यप्रेमी (CHILD-DOTING)

स्वतःच्या मुलाखेरीज इतर कुणाचाही विचार न करणाऱ्या बाल-केंद्री पालकांच्या तुलनेत ह्या प्रकारचे पालक तसा विचार करणारे असतात. ते स्वतः दुसऱ्यांना त्रास होऊ देत नाहीत आणि आपल्या मुलालाही देऊ देत नाहीत. किंबहुना ते आपल्या मुलाला एक चांगला आदर्श घालून देतात, पण मुलाची प्रत्येक इच्छा, उर्मी आणि अपेक्षा पूर्ण व्हावी अशी त्यांची कल्पना असते; अन्यथा त्याच्या इच्छा-अपेक्षा

दबल्यामुळे त्याच्यात विविध गंड निर्माण होतील असे त्यांना वाटते.

आता एक उदाहरण पाहू या. एक तरुण जोडपे त्यांच्या चार वर्षाच्या मुलाला घेऊन एका सुपर मार्केटमध्ये गेले. त्या लहान मुलाला खेळण्यातील एक मोटार आवडली. तो तीत जाऊन बसला आणि त्यातून उतरेचना. वडिलांनी त्याला समजावण्याचा प्रयत्न केला की घरी दोन-दोन असताना आणखी एक मोटार कशाला? पण मुलगा ऐकेना. त्याने ती मोटार घेण्याचा हट्टच धरला. त्या प्रेमळ आई-वडिलांनी शेवटी मान तुकवली पण आता त्यांच्यापुढे एक नवीनच प्रश्न उभा राहिला. "आई, मला या मोटारीत बसूनच घरी जायचे आहे," मुलाने हट्ट धरला.

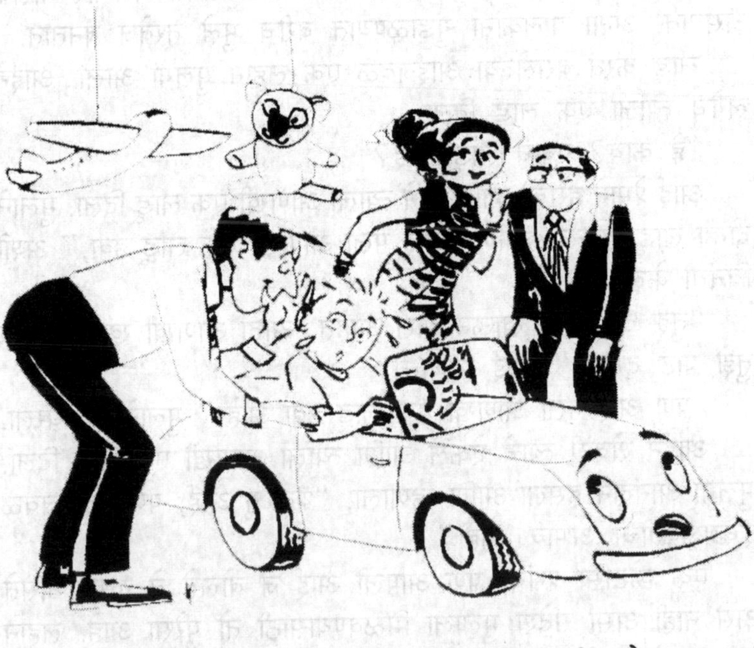

"या छोट्या मोटारीत तू घरी जाऊ शकणार नाहीस बेटा. आपलं घर इथून खूपखूप लांब आहे. चल खाली उतर. आपण ही मोटार आपल्याबरोबर टॅक्सीतून घेऊन जाऊ." आईने विनवले.

"तू जर पटकन खाली उतरलास तर मी तुला एक मोठ्ठं चॉकलेट देईन," वडील म्हणाले.

आईने लालूच वाढवून दोन मोठी चॉकलेटस् अशी केली. पण मुलगा ऐकेना.

कुणीतरी सुचवलं की काऊंटर वरचा एक सेल्समन मुलांना खूप चांगले समजावतो. त्या सेल्समनची मदत मागितली गेली. तो येऊन त्या मुलाच्या कानात काहीतरी कुजबुजला आणि मुलगा पटकन खाली उतरला. प्रश्न सुटला होता. रात्री जेवताना वडिलांना अचानक त्या प्रसंगाची आठवण झाली आणि त्यांनी मुलाला विचारलं, "त्या सेल्समननं तुझ्या कानात काय सांगितलं रे?"

"तो मोठ्ठाल्या मिशावाला का? तो म्हणाला, 'बदमाष, लवकर खाली उतर नाहीतर मी एक कानाखाली देईन.' "

ही अर्थातच खरी घटना नाही. पण या प्रतिमेत बसणारे पालक असतात. अशा पालकांना गुंडाळण्यात बरीच मुले तरबेज बनतात.

लाडू करत बसलेल्या आईजवळ एक लहान मुलगा आला. आईने लगेच त्याला एक लाडू दिला.

"हे काय? एकच लाडू आई?"

आई प्रेमाने हसली आणि तिने त्याला आणखी एक लाडू दिला. मुलाने दोन्ही लाडू खाल्ले, आणि "आई मला आणखी एक लाडू हवा," अशी विनंती केली.

"तुझे दोन लाडू खाऊन झाले आहेत, आता आणखी खाल्लास तर तुझे पोट दुखेल." आई म्हणाली.

"पण आई मला आणखी एक लाडू हवा आहे," मुलाने हट्ट धरला.

आईने शेवटी त्याचे ऐकले आणि त्याला आणखी एक लाडू दिला. मुलगा आनंदाने हसला आणि म्हणाला, "थँक यू आई, पण तुझ्याजवळ इच्छाशक्तीचा अभाव आहे."

एक छोटासा प्रसंग, पण आपली आई जे बोलते ते खरेच असते असे नाही असा संदेश मुलाला मिळवण्यासाठी तो पुरेसा आहे. लहान मूल त्याचे आई-वडील काय बोलतात यापेक्षा त्यांचे वर्तन व कृतीतून बरेच काही शिकत असते. अति प्रेमळ माता-पित्यांच्या मुलाला व्यक्तिगत संबंधांमध्ये खास अडचणी कदाचित येणार नाहीत, पण आत्मसुखत्याग आणि स्वयंशिस्त ते कसे शिकेल? आणि या गोष्टी शिकल्याशिवाय त्याची इच्छाशक्ती कशी विकसित होईल?

पंचशील (PANCH-SHEEL)

ही प्रतिमा सहसा उच्च वर्ग आणि उच्च मध्यम वर्गातून समोर येते. आई-वडील दोघेही आपापल्या व्यवसाय आणि उद्योगात मग्न असतात. दोघेही कदाचित उच्च अधिकाराच्या पदावर असतात आणि म्हणून मुलांना देण्यासाठी त्यांच्याकडे वेळ खूपच कमी असतो. किंवा मग वडील उच्च अधिकारी असतात आणि आई किटी पार्ट्यांमध्ये अथवा पत्ते खेळण्यात व्यस्त असते. त्यांना त्यांच्या मुलांच्या जीवनात ढवळाढवळ करायला आवडत नाही; तसेच मुलांनाही आपल्या आयुष्यात ढवळाढवळ करू देण्यास ते राजी नसतात. याचा परिणाम म्हणजे आपल्याला आपल्या पालकांनी स्वीकारलेले आहे ही भावनाच त्या मुलांमध्ये निर्माण होत नाही (इथे स्वीकार हा शब्द नेमक्या कोणत्या अर्थाने वापरला आहे, हे पुढे एका प्रकरणात विशद केलेले आहे.) स्वीकृतीच्या अभावी मुलांना आत्मसन्मान विकसित करणे अवघड जाते.

आत्मसन्मानाच्या अभावी पंचशील पालकांची मुले आतल्या आत कुढू लागतात. मग ती पलायनवादी बनतात आणि अमली पदार्थांच्या आहारी जातात. क्वचित, आक्रमकदेखील होतात.

"स्वत:च्या शोधात डिब्ज (Dibs in Search of Self)" या पुस्तकात व्हर्जिनिया ॲक्सलाईन (Virginia Axline) यांनी उल्लेखलेले डिब्जचे पालक या वर्गात मोडत होते. डिब्जच्या गरजा पूर्ण करण्यासाठी त्यांनी नोकर ठेवले होते. त्याच्यासाठी त्यांनी एक चांगली आयासुद्धा ठेवली होती. महागातली महाग खेळणी त्यांनी त्याच्यासाठी घेतली होती. डिब्जचे वडील एक उच्च कोटीचे वैज्ञानिक होते आणि आई शल्यविशारद. आई आणि वडील दोघांनाही मूल नको असताना त्याचा जन्म झाला होता; मूल झाले तर ते त्यांच्या कार्यातला अडथळा होईल असे त्यांचे मत होते.

आपल्या आई-वडिलांशी त्या मुलाचा संवाद अगदी जेमतेमच व्हायचा. दिवाणखान्यात त्याला जणू प्रवेशच नसायचा. आई-वडीलांच्या स्वीकृतीच्या अभावी डिब्जचा आत्मसन्मान विकसितच झाला नाही. इतरांशी, अगदी त्याच्या वर्गमित्रांशीही संवाद साधणे त्याला शिकताच आले नाही. वर्गातल्या विविध कृतींमध्ये त्याला सहभागी करून घेण्याच्या उद्देशाने शिक्षक त्याच्याजवळ गेले तरी तो कसनुसा व्हायचा. त्याला

मतिमंदच समजले जाई, पण एका समुपदेशकाने (Counsellor) येऊन त्याला त्याच्या भावना समजून घेण्यास शिकवले आणि त्याच्या आई-वडिलांना भेटून त्यांना त्याला स्वीकारायला भाग पाडले. या गोष्टीमुळे त्या मुलात लक्षणीय बदल झाला. लवकरच त्याला हुशार मुलांच्या शाळेत प्रवेश मिळाला आणि त्यानंतर पुढील आयुष्यात त्याने कधीच मागे वळून पाहिले नाही.

आतापर्यंतच्या चर्चेचा अर्थ आई-वडील दोघेही जर बाहेर काम करणारे असतील तर मुलाला आत्मसन्मान विकसित करणे अवघड जाणारच, असा नाही. उच्च अधिकाराच्या जागेवर काम करत असतानाही, पालक आपली स्वीकृती आपल्या मुलापर्यंत पोहोचवू शकतात आणि त्याचे म्हणणे सक्रियपणे ऐकून घेण्याइतपत (Active Listening) वेळ काढू शकतात. (सक्रियपणे ऐकण्याचे हे कौशल्य कसे आत्मसात करावे, हे पुढे एका प्रकरणात विशद केलेले आहे.) मुलांबरोबर किती वेळ घालवला हे महत्त्वाचे नसून तो कसा घालवला (दर्जा) हे महत्त्वाचे आहे. आपली स्वीकृती आपल्या मुलापर्यंत पोहोचवण्याच्या आणि त्याचे म्हणणे सक्रीयपणे ऐकून घेण्याच्या दृष्टीने किती चांगल्या पद्धतीने तो वेळ घालवलेला आहे?

यासंदर्भात, मी घेतलेल्या एका निबंध स्पर्धेत केंद्रीय विद्यालयाची विद्यार्थिनी (१९९२) कु. गायत्री लीखा लिहिते की, "एखादा पालक जर मुलाला फक्त गंभीर उपदेशपर भाषणे देणे, मागे लागणे किंवा त्याचा आत्मसन्मान कमी करणे एवढेच करत असेल, तर त्याने सतत त्या मुलाच्या अवतीभोवती राहण्यातही काही अर्थ नाही."

पालक जर त्यांचे सक्रियपणे ऐकून घेण्यासाठी वेळ काढत असतील, तर दोघेही काम करत असण्याला त्यांची काहीच हरकत नाही, असे मत अनेक तरुण मुला-मुलींनी माझ्याशी बोलताना व्यक्त केले आहे. पॉन्डीचेरी येथील केंद्रीय विद्यालयात शिकणाऱ्या (१९८८) कु. आर. कविता या विद्यार्थिनीचे शब्द म्हणजे बहुतेकांच्या मतांची गोळाबेरीजच आहे : "सतत वाढत्या महागाईला तोंड देता येणे आमच्या मध्यमवर्गीय कुटुंबाला शक्य व्हावे, माझ्या वडिलांचा भार थोडा हलका व्हावा आणि आमच्या भविष्यासाठी बचत करणे शक्य व्हावे, यासाठी माझ्या आईने काम करण्यास माझा अजिबात विरोध नाही. रात्री जेवताना तिच्या

ऑफिसमधील गमतीदार प्रसंग तिने मला सांगावेत असेच मी म्हणेन. तिनेही माझ्या गोष्टी ऐकाव्यात. माझ्या छोट्या-छोट्या विनोदांवरही तिला हसता यावे व तिने माझी मैत्रिण व्हावे."

पाच वर्षांच्या कालावधीत माझ्या तीन मित्रांच्या मुलांना अमली पदार्थांच्या आहारी जाताना मी प्रत्यक्ष पाहिलेले आहे. त्यातील एकाच्या बाबतीत, दोघेही पालक उच्च शिक्षित होते. त्यांनी त्यांच्या मुलांना जणू अमर्याद स्वातंत्र्य दिलेले होते. वडील मुंबईच्या बाहेर गेले असतील तर मुलांना ते टेलिफोनशेजारी ठेवलेल्या चिठ्ठीवरून समजे. एकदा मुलगा संध्याकाळी घरी परत आला नाही आणि मोटारही दिसत नव्हती, तेव्हा एखाद्या नातेवाईकाकडे राहिला असेल अशी त्या पालकांनी समजूत करून घेतली. तशी खात्री करून घेण्याचे कष्टही त्यांनी घेतले नाहीत.

दुसऱ्या दिवशी एका इस्पितळातून फोन आल्यावरच त्यांना कळले की त्यांच्या मुलाच्या मोटारीला अपघात झाला होता. मुलांच्या हालचालींवर बंधने न घातल्यास त्यांच्या व्यक्तिमत्वाच्या विकासास मदत होईल, अशा पालकांच्या चुकीच्या समजुतीमुळे मुले कसल्या प्रकारचे स्वातंत्र्य उपभोगत होती हे तुम्हाला कळावे म्हणून मी ही गोष्ट सांगितली. मुलामध्ये आत्मविश्वास वाढावा यासाठी तुम्ही त्याला अथवा तिला स्वातंत्र्य किंवा स्वायत्तता देणे अत्यंत महत्त्वाचे आहे, पण स्वातंत्र्य म्हणजे निव्वळ मोकळीक नव्हे. स्वातंत्र्यात जबाबदारीही अंतर्भूत आहे. मला स्वत:ला स्वायत्तता हा शब्द जास्त योग्य वाटतो. मुलांना स्वायत्तता दिली जावी, मोकळीक नाही. स्वायत्तता म्हणजे स्वयं-शासन. स्वायत्तता मिळालेल्या मुलाला विचार आणि आचाराची मोकळीक असते, पण त्याच्या कृतींच्या परिणामांची जबाबदारीही त्याच्यावर असते. त्याच्या कृतींच्या परिणामांची जबाबदारी स्वीकारण्याच्या प्रक्रियेत तो स्वयं-शिस्त आणि आत्मसुखत्यागही शिकतो.

पालकांच्या स्वीकृतीच्या अभावी पंचशील पालकांच्या मुलाला आत्मसन्मान विकसित करणे अवघड जाते. तसेच, त्याला दिले गेलेले हे स्वातंत्र्य कुठल्याही जबाबदारीशी निगडित नसल्यामुळे, आत्मसुखाचा त्याग आणि स्वयंशिस्त या गोष्टी शिकण्याच्या संधींपासून तो वंचित राहतो. अशी मुले दुराचाराकडे वळू शकतात आणि संभवत: समाजालाही धोकादायक ठरू शकतात.

अलीकडच्या काही वर्षांत, वाढत्या संख्येने अमेरिकन लोक पंचशील प्रतिमेचे झाले आहेत. परिणामत:, गेल्या काही दशकांमध्ये ज्या कर्तबगारीसाठी अमेरिका ओळखली जात होती, ती कर्तबगारी दाखवण्यास त्यांची मुले सक्षम नसतील. यात सुधारणेच्या दृष्टीने पावले उचलली गेली नाहीत, तर ही घसरगुंडी अधिकच लवकर दिसून येईल. भारतातील दिल्ली, कोलकाता, चेन्नई आणि मुंबई या शहरांमधील उच्च वर्गातील पालकांनाही ही गोष्ट तेवढीच लागू आहे.

आत्म- केंद्रित (SELF-CENTERED)

आता आणखी एक प्रतिमा पाहू या. मुलांनी भाजी खाऊ नये म्हणून एक वडील स्वयंपाकघरात जाऊन त्यामध्ये भरमसाठ मीठ ओतून येत. मग ते जेवायला बसत आणि सर्वांत शेवटी जेवायला बसणाऱ्या त्यांच्या पत्नीसह कुणालाच काही शिल्लक ठेवत नसत. एकदा तर रात्री कटकट होऊ नये म्हणून त्यांच्या सर्वांत लहान मुलीसाठी बाजूला काढून ठेवलेल्या दुधामध्ये थोडी अफू मिसळताना ते पकडले गेले. नशिबाने, दुसरा पालक, मुलांची आई, मुलांवर प्रेमाचा आणि मायेचा वर्षाव करत असे आणि आपली स्वीकृती मुलांपर्यंत पोहोचवत असे. ते स्वार्थी वडील मुलांसाठी एक वाईट आदर्श होते यात शंकाच नाही, पण आपल्या बायकोशी भांडणे करून मुलांच्या जीवनात अधिक गुंतागुंत त्यांनी निर्माण केली नाही. जाब विचारल्यावर त्यांनी आपले वागणे अयोग्य असल्याचे मान्य केले. ती मुले प्रौढपणी जबाबदार आणि सुजाण बनली, पण जीवनात पुढे जाण्यासाठी आवश्यक ते धैर्य आणि धाडस त्यांच्या ठायी नव्हते. त्यांच्या वडिलांनी त्यांच्यापुढे योग्य आदर्श ठेवला असता तर कदाचित या गोष्टी त्यांना त्यातून मिळाल्या असत्या.

अत्यंत स्वार्थी असे पालक फारसे आढळत नाहीत, विशेषत: सुशिक्षित वर्गामध्ये. यासाठी ह्या प्रकाराची फारशी सखोल चर्चा केलेली नाही.

शिस्तप्रिय (DISCIPLINING)

या प्रकारचे पालक सहसा सहृदयी असतात. त्यांच्या मुलासाठी अनेक वैयक्तिक सुखांवर पाणी सोडण्यासही त्यांची तयारी असते. पण ते, ज्याला आपण खो-खो चे सूत्र म्हणू शकू, त्याच्या आधारावर

चालत असतात. खो-खो या खेळात कुणी तुम्हाला खो म्हणताच तुम्ही उठून, दुसऱ्या एखाद्या गड्याला खो म्हणेपर्यंत धावायचे असते. शिस्तप्रिय (किंवा एकतंत्री) पालकांचे वर्तन, ते लहान असताना त्यांच्या बाबतीतील त्यांच्या पालकांचे वर्तन जसे होते, त्याबरहुकूम असते. लहान मुलाच्या ऊर्मी, सहजप्रवृत्ती, कल्पना आणि इच्छा यांच्यावर जर नियंत्रण ठेवले नाही तर त्यांना फारसे काहीही साध्य करता येणार नाही, अशा विचारांचे ते असतात.

एका प्राचीन संस्कृत वचनानुसार, पालकत्वाचे सूत्र म्हणजे : ''तुमचे मूल पाच वर्षांचे होईपर्यंत त्याच्याशी प्रेमाने वागा. त्यानंतरची दहा वर्षे जरूर तर त्याला रागवा आणि मारा आणि एकदा तो सोळा वर्षांचा झाला, की तुमच्या मुलाला मित्रासारखे वागवा.'' ''छडी लागे छमछम'' ही या विचाराची गोळाबेरीज आहे.

भारतात सुमारे ५० वर्षांपूर्वीपर्यंत, लोक या विचाराने चालत असत. शिस्तप्रिय पालकांचे विविध प्रकार आहेत. यामध्ये एका टोकाला अत्यंत एकतंत्री पालक असतात, जे मुलाने केव्हा उठायचे, केव्हा जेवायचे, केव्हा अभ्यास करायचा आणि केव्हा झोपायचे, हे सर्व स्वत:च ठरवतात. खेळण्यात किती वेळ घालवायचा आणि कुणाबरोबर खेळायचे, काय खायचे, टीव्हीवर कोणते कार्यक्रम बघायचे इ. बाबतीतही त्यांचे स्वत:चे ठाम विचार असतात. मुलांनी ऐकले नाही तर एकतंत्री पालकांकडून त्यांना शिक्षा मिळते. असे पालक बरेचदा कृतीसाठी योग्य ते स्वातंत्र्य न देता फक्त जबाबदाऱ्यांचे ओझे तेवढे मुलांवर टाकतात. अशा आत्यंतिक एकतंत्री पालकांची मुले सहसा बंडखोर होतात. शिस्त खूपच कडक असेल तर ती हिंसकही होऊ शकतात. याचे एक टोकाचे उदाहरण म्हणजे ॲडॉल्फ हिटलर. त्याचे वडील एक अनौरस मूल होते. ते खूपच एकतंत्री होते आणि अगदी क्षुल्लक चुकांसाठीही लहानग्या ॲडॉल्फला कडक शिक्षा करत असत. ॲडॉल्फही मग हिंसक होण्यास शिकला. खो-खोचा संबंध आपण नाझी आणि हिटलरच्या वडीलांच्या संबंधांतही लावू शकतो. थोड्याशा संशोधनांती आपण हिटलरच्या काही पिढ्या आधीपर्यंत त्याच्या हिंसकतेचे मूळ शोधू शकतो.

इतिहासातील अत्याधिक क्रूरकर्म्यांपैकी एक म्हणून ओळखला जाणारा जोसेफ स्टॅलीन याला लहानपणी त्याच्या दारूड्या बापाकडून गुरासारखा

मार मिळत असे. त्याची प्रगती समाधानकारक नसल्यामुळे त्याला शाळेतही रागावले जात असे.

शिस्तप्रियतेच्या दुसऱ्या टोकाला असलेल्या पालकांचा शिस्त लावण्यावर विश्वास असला तरीही ते तेवढे एकतंत्री नसतात. शेकडो तरुण मुला-मुलींशी वागता-बोलताना मला असे आढळून आले आहे की, शिस्त लावणाऱ्या (परंतु अगदी एकतंत्री अथवा स्वार्थी नसलेल्या) पालकांची मुले यशस्वी होऊ शकतात आणि होतात. त्याचवेळी, पंचशील पालकांच्या मुलांपैकी फार थोडी यशस्वी होतात. तेरा ते एकोणीस या अवघड वयातील (टीन एज) मुलेही पालकांकडून थोडेफार उपदेशाचे डोस किंवा रागावले जाण्याने बिथरून वगैरे जात नाहीत. कदाचित शिस्त लावणाऱ्या पालकांच्या मुलांना आपल्या आई-वडिलांना आपली काळजी आहे, असा सुप्त विश्वास मिळत असावा.

१९८८ मध्ये मी एक निबंध स्पर्धा घेतली होती, ज्याचा विषय होता "जर आवडीप्रमाणे हवे तसे पालक मिळण्याची सोय असती, तर तुम्ही कुठल्या प्रकारचे पालक निवडले असते?" वडाळा, मुंबई येथील कु. श्रीविद्या प्रकाश (ती तेव्हा जे. बी. वाच्छा हायस्कूल मध्ये शिकत होती) हिने तिच्या निबंधात लिहिले होते, "आपल्या मुलांबरोबर वेळ घालवण्याची आवड असलेले, अधून-मधून थोडेफार उपदेशाचे डोस देणे किंवा रागावणे मुलांच्या हिताचे असते असे वाटणारे, असे वडील असले तर किती छान होईल!"

मुंबईच्या फादर ॲग्नेल टेक्निकल हायस्कूलच्या हॅन्सेल सेराव या विद्यार्थ्याने लिहिले होते, "मी जेव्हा चुकत असेन तेव्हा मला रागावण्यास मागेपुढे न पाहणारे पालक असलेले मला आवडतील."

नागपूरच्या कु. नॅन्सीचित्रा अलेक्झांडरने लिहिले, "माझे पालक कडक असेनात का, पण ते प्रेमळ हवेत."

जमनाबाई नरसी प्रशाला, मुंबईच्या कु. मोनिता पंडितने लिहिले होते, "माझ्या पालकांनी माझ्याशी खूप मैत्रीपूर्ण वागले पाहिजे, त्यांच्यापासून माझ्या भावना व अनुभव मला लपवावेसे वाटू नयेत. काहीही कारण नसताना मुलांना रागावणारे पालक त्यांनी असू नये. मी निवडलेल्या पालकांनी, माझ्या चुकांसाठी माझी खरडपट्टी काढली तरी चालेल, जेणेकरून मी त्यातून काहीतरी शिकेन आणि त्यांची पुनरावृत्ती करणार

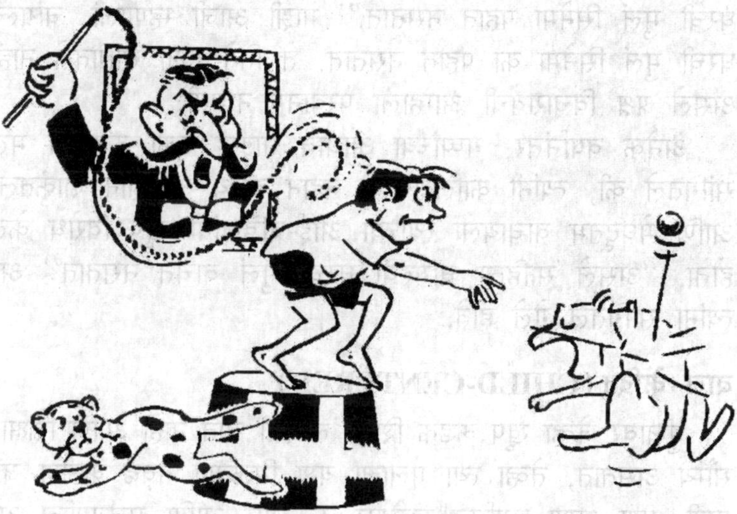

नाही.''

श्रीविद्या, हॅन्सेल, नॅन्सी तसेच मोनिता ही सर्व कडक शिस्तीच्या पण एकतंत्री नसलेल्या पालकांची मुले होती. शिस्तप्रिय पालक हे, प्रेमळ असले आणि मुलांना मारत वगैरे नसले, तरीही ते सहसा काही नियम घालून देत असतात आणि ते नियम विनातक्रार पाळले जावेत असा त्यांचा दंडक असतो. माझे स्वत:चे बालपण एका छोट्या गावात गेले. एकदा आमच्या गावात सिनेमाची गाडी आली होती. आम्ही जिच्याकडून आमच्या गायींसाठी हिरवा चारा वगैरे घेत असू, ती बाई माझ्या आजीकडे आली आणि म्हणाली, "अम्मा, मला जरा दोन आणे (बारा पैसे) आगाऊ हवेत. मला सिनेमा पहायचा आहे. मला असं कळलंय की त्यामध्ये एका मोठ्या पांढ्या पडद्यावरची चित्रं बोलतात आणि गातात.''

लगतच्या खोलीच्या दाराआडून मी माझ्या आजीला दोन आणे देताना पाहिले. ती बाई जाताक्षणीच मी तिथे गेलो आणि म्हणालो, "आजी, मला पण मोठ्या पडद्यावर धावणारी आणि गाणारी चित्रं बघायची आहेत. मला दोन आणे दे ना!''

"नाही, तुला सिनेमाला जायला परवानगी मिळणार नाही. चांगल्या

घरची मुलं सिनेमा पहात नसतात.'' माझी आजी म्हणाली. चांगल्या घरची मुलं सिनेमा का पहात नसतात, ते तिने मला सांगितले नाही. असले प्रश्न विचारायची आम्हाला परवानगी नव्हती.

अनेक वर्षांनंतर, गप्पांच्या ओघात माझ्या एका काकांनी मला सांगितले की, त्यांनी कालिदासाची महान काव्ये अभिज्ञान शाकुंतलम् आणि मेघदूतम् वाचायला त्यांच्या आई-वडिलांनी खूप विरोध केला होता. ''असले साहित्य चांगल्या घरची मुलं वाचत नसतात'' असे त्यांना सांगितले गेले होते.

बाल-केंद्रित (CHILD-CENTERED)

मुलावर जेव्हा खूप कडक शिस्त लादली जात नाही आणि शिक्षाही सौम्य असतात, तेव्हा त्या मुलाला यश मिळवणे तेवढे कठीण जात नाही. पण अशा वर्गातून खरोखर कर्तबगार आणि सर्जनशील असे कुशाग्र बुद्धिमत्तेचे लोक क्वचितच निपजतात. ते उमलतात बाल-केंद्रित पालकांच्या घरातच. असे पालक आपल्या मुलांना आपली स्वीकृती तर देतातच पण त्यांना स्वायत्तताही देतात आणि मी पूर्वी म्हटल्याप्रमाणे, स्वायत्ततेमध्ये मुलांना त्यांच्या कृतीसाठी जबाबदार धरणे अध्याहृत आहे. फक्त तसे करताना जाणीव आणि प्रेम असावे. उदाहरणार्थ, मागे उल्लेख केलेल्या बाल-केंद्रित वडिलांनी, मुलाने फोडलेल्या काचेचे तुकडे मुलीऐवजी त्याला स्वत:लाच गोळा करायला लावायला हवे होते. त्या मुद्दाम फोडलेल्या काचेच्या वस्तूची किंमत त्याच्या पॉकेटमनीमधून कापून घेणेही योग्य ठरले असते. किंवा पहिल्या वेळेस त्याच्या एक चतुर्थांश किंमत कापून घेता आली असती.

दुसऱ्या बाजूला, जर मुलाच्या हातून काचेचे भांडे निसटले आणि फुटले, तर त्याला धीर द्यायला हवा. हा निव्वळ अपघात होता आणि त्यासाठी आपले पालक आपल्यावर रागावले नाहीत, हा विश्वास त्याला मिळायला हवा. त्याला हेही कळायला हवे की, एकदा एखादी चूक होऊन गेली, तर आता पुढे काय करायचे ते ठरवायला हवे. जेव्हा एखादी काचेची वस्तू फुटते, तेव्हा पुढे आणखी काही अपघात होण्याआधी ते तुकडे गोळा केले पाहिजेत, हे त्याला समजायलाच हवे. अशा प्रसंगांचा वापर, झाल्या गोष्टीवर रडत बसण्याऐवजी अडचणीतून मार्ग

काढून पुढे जाणे शिकवण्यासाठी करता येईल. मुलाला रागावण्यापेक्षा अशा प्रकारचे छोटे-छोटे धडे त्याला घालून देणे जास्त सयुक्तिक आहे. बाल-केंद्रित पालक अशा प्रसंगी प्रत्यक्ष तुकडे गोळा करायला सुरुवात करेल (अर्थात, या कामी मुलगाही त्याला/तिला मदत करेल, पण त्याला तसे करण्यास भाग पाडले जाऊ नये). असे करण्यातून त्या मुलाला हे कळेल की कितीही खबरदारी आणि काळजी घेतली, तरी जीवनात असे अपघात घडू शकतात आणि घडतात. त्याबद्दल जरुरीपेक्षा जास्त वाईट वाटून घेण्यात अर्थ नसतो.

बाल-केंद्रित पालक बाल-केंद्री, अति प्रेमळ, पंचशील किंवा शिस्तप्रिय या प्रकारच्या आदर्शापेक्षा/प्रतिमांपेक्षा वेगळा कसा ठरतो? तो आपल्या मुलांशी कसा बोलतो? मुलांचे म्हणणे कसे ऐकून घेतो? मुलांशी तो कसा वागतो, त्यांना कुठल्या गोष्टी पुरवतो?

पुढल्या प्रकरणांमध्ये या प्रश्नांची उत्तरे देण्याचा मी प्रयत्न केला आहे. थोडक्यात सांगायचे झाल्यास, बाल-केंद्रित पालक सगळ्या गोष्टींकडे मुलांच्या दृष्टीकोनातून बघत असतो. त्याचे वर्तन हे त्याला स्वत:ला काय आवडेल, त्याचे घराणे, त्याचे सामाजिक स्थान यांना काय शोभेल यावर आधारित नसते. आपल्या मुलाने मोठेपणी एक जबाबदार, प्रेमळ आणि यशस्वी व्यक्ती बनावे या दृष्टीने, काय केले तर त्याचा आत्मसन्मान आणि आत्मविश्वास विकसित होईल, एवढ्या एकाच विचाराने त्यांचे वर्तन ठरते. मुलाला जीवनात एखादे ध्येय साध्य करण्यासाठी मार्गदर्शन करताना, तो मुलाच्या गरजा आणि क्षमतांचा विचार करेल. आपल्या मुलाला कशात रस वाटतो, याचा शोध तो आधी घेईल. तद्वतच, यश मिळविण्यामध्ये इच्छाशक्तीचे महत्त्व तो जाणत असल्यामुळे, मुलाला योग्य ती स्वायत्तताही तो देईल. त्याद्वारे मुलाला इच्छाशक्ती विकसित करण्याच्या संधी मिळतील.

सुमारे दहा वर्षांपूर्वी, विलेपार्ले महिला संघ या मुंबईतील एका ख्यातनाम संस्थेने आयोजित केलेल्या पालकसभेत– ही संस्था काही शाळाही चालवते– मी अशा काही कल्पना मांडल्या होत्या. त्यावेळेस एक पालक म्हणाल्या, "हा विरोधाभास नाही का? ज्या लहान मुलाला मार्गदर्शन करायचे असते, त्याला स्वायत्तता कशी देता येईल?"

सभा निवासी इमारतींच्या मध्ये असलेल्या मोकळ्या मैदानावर

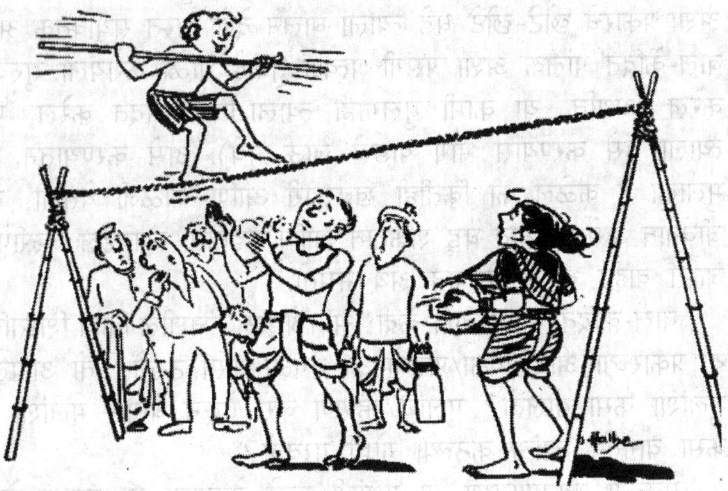

होती. माझ्या अगदी समोरच एक कपडे वाळत घालण्याची दोरी होती. मी म्हणालो, "तुम्ही डोंबाऱ्याच्या पोराला दोरीवरून चालताना पाहिले असेल. तोल सांभाळत चालण्यासाठी त्याच्या हातात एक काठी असते आणि तो दोरीवरून चालत असतो. तो लहान मुलगा हे अवघड काम करत असतो आणि तेही स्वतंत्रपणे. पण तो एक-एक पाऊल पुढे टाकत असताना तुम्ही पाहिले असेल, की त्याचे आई किंवा वडील त्याच्याबरोबर खाली जमिनीवरून चालत असतात. चालताना ती आई ढोलकी वाजवत असेल, जमलेल्या गर्दीशी काहीबाही बोलत असेल, पण तिचा मुख्य उद्देश मुलाला धीर देण्याचा असतो. त्याचा तोल गेला आणि तो पडला, तर ती त्याच्या बरोबर खालीच आहे, त्याला ती इजा पोहोचू देणार नाही, हा विश्वास ती त्याला देत असते."

■

२

आधी तुमच्या मालकीहक्कावर पाणी सोडा

ती स्त्री रडत होती. एका मुलाचे समोरचे दोन दात पाडल्याबद्दल तिच्या मुलाला शाळेतून काढून टाकले होते.

"मला तुमच्याबद्दल सहानुभूती वाटते हो, पण मी तुम्हाला काय मदत करू शकतो ते मला कळत नाहीये," मी म्हटले.

"सगळ्या शाळांच्या मुख्याध्यापकांमध्ये तुमची चांगली ओळख आणि वजन आहे, असे मला कळले. तुम्ही कृपा करून त्याला पुन्हा शाळेत प्रवेश मिळवून द्याल का? हा आमचा एकुलता एक मुलगा आहे हो. मुख्याध्यापकांचे पत्र घेऊन मुलगा घरी आल्यापासून माझ्या पतीला धड झोप येत नाही की भूक लागत नाहीये."

कुणीतरी म्हटलंय की वजन ही अशी गोष्ट आहे, जिचा कुणावर तरी प्रयोग करेपर्यंत ती आपल्याकडे आहे असेच तुम्हाला वाटत असते. शाळाप्रवेशाच्या काळात, अनेक वर्षांपासून माझी ओळख असलेल्या अनेक मुख्याध्यापकांच्या डोळ्यांत मी बरेचदा अनोळखी भाव पाहिलेले आहेत.

तिला मदत करण्याबाबत माझी असमर्थता मी तिला सांगितली. दोन दिवसांनी ती परत आली, यावेळी तिच्याबरोबर तिचे पती होते. या संपूर्ण गोष्टीची पार्श्वभूमी हळूहळू माझ्या लक्षात आली. त्या मुलाला आठव्या इयत्तेत जेमतेम ५० टक्के गुण मिळून तो पास झाला होता.

पालक अगदीच घाबरून गेले होते. निदान नववीत आणि विशेषत: दहावीत जर चांगले गुण मिळाले नाहीत, तर या मुलाला शास्त्र शाखेत प्रवेश कसा मिळेल, ही त्यांना चिंता लागली होती.

वडील शिस्तप्रिय प्रकारचे पालक होते. मुलाला ज्याची मनापासून आवड होती आणि ज्यात तो खरेच चांगला होता, तो फुटबॉलचा खेळ खेळण्याची त्याला बंदी करण्यात आली. त्याचा थोडाफार आत्मसन्मान या खेळातील कौशल्यामुळेच टिकून होता. जगण्यासाठी आपल्या सगळ्यांनाच काहीतरी प्रयोजन हवे असते. त्या मुलाच्या दृष्टीने, तो चांगला फुटबॉल खेळतो, हे त्याच्या अस्तित्वाचे एक चांगले प्रयोजन होते. खेळातून मिळणारे हे समाधान त्याच्या वडिलांनी हिरावून घेतले होते. त्यांच्या मते त्याने काय करावे, हे त्यांनाच जास्त कळत होते. त्यांना वाटले होते की जर मुलाने खेळण्यात वेळ वाया घालवला नाही, तर तो वेळ अभ्यासाला उपयोगी पडेल. पण सत्रपरीक्षेत त्याला अजूनच कमी गुण मिळाले. आता तर आणखीच कडक कृती आवश्यक ठरली.

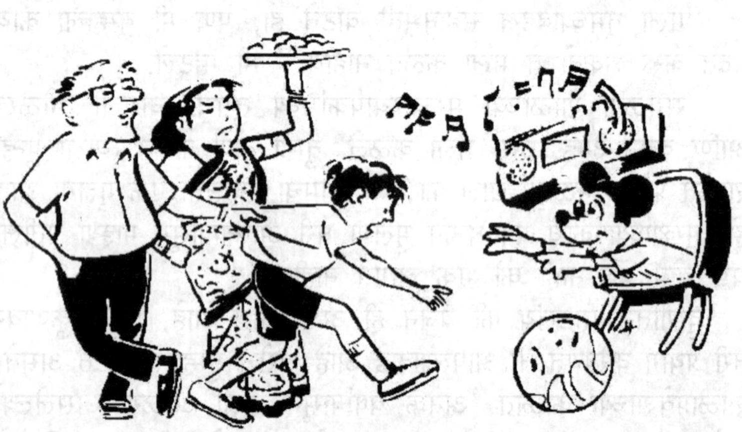

त्याचे टी.व्ही. बघणे बंद करण्यात आणि आसपासच्या मित्रमंडळींमध्ये मिसळण्यावर बंधने आली. वार्षिक परीक्षेत तो मुलगा नापास झाला.

वडील इतके नाराज झाले, की त्यांच्या घरी कुणी आले तर त्या मुलाला बाहेर दिवाणखान्यात यायलाही त्यांनी मज्जाव केला. त्यांच्या दृष्टीने तो मुलगा म्हणजे जणू कुणालाही न दाखवण्याजोगी एक वस्तू होता. शाळेत वर्गमित्र आणि शिक्षकांसुद्धा सर्वांचे टोमणे आणि अपमान

त्या मुलाला सहन करावे लागत. शेवटी एक दिवस असा उजाडला की हे सर्व त्याच्या सहनशक्तीच्या पलीकडे गेले. तो उर्मट बनला, दादागिरी करू लागला. त्याच्याविरुद्ध अनेक तक्रारी येऊ लागल्या. एक दिवस, या "दादा"ला त्याच्या एका भक्ष्याला, मुष्टीयुद्धातल्याप्रमाणे नाकावर ठोसा मारण्याची हुक्की आली. दुर्दैवाने तो ठोसा नाकाऐवजी दातांवर बसला आणि त्या मुलाचे दोन दात पडले. त्या बिचाऱ्या मुलाच्या आई-वडिलांनी साहजिकच आकाश-पाताळ एक केले आणि आधीच या मुलाबद्दल अनेक तक्रारी त्यांच्याकडे आलेल्या असल्याने मुख्याध्यापकांनी ताबडतोब त्याला शाळेतून काढून टाकले.

मी शाळेच्या मुख्याध्यापकांना भेटलो तेव्हा मला जाणवले की, तो मुलगा 'गुंड', 'अढीतला नासका आंबा' आणि 'इतर मुलांवरची दुष्ट छाया' असल्याबद्दल त्यांची जणू खात्रीच झालेली होती. मला तर त्यांनी 'भाबडा', 'अवास्तव' आणि 'स्वप्नाळू' इ. विशेषणे बहाल केली. त्यांच्या या आरोपांविरुद्ध मी ना त्या मुलाचा बचाव केला, ना स्वत:चा. मी फक्त त्यांना क्रूसावर 'देवा त्यांना क्षमा कर कारण ते काय करत आहेत हे त्यांना कळत नाहीये' असे लिहिणाऱ्या माणसाची आठवण करून दिली.

काही ख्रिश्चन मिशनरी शाळांच्या मुख्याध्यापकांचे बाह्य रूप करडे असले तरी, हृदय मात्र लहान मुलांसारखे कोमल असते. थोड्याशा विनवण्या केल्यानंतर त्यांनी मुलाला शाळेत परत घेण्यास होकार दिला (त्याबद्दल आजतागायत मी त्यांचा ऋणी आहे). मुलाने काय करावे, काय नाही; केव्हा खेळायचे आणि केव्हा अभ्यास करायचा असे काहीही त्याला सांगायचे नाही, अशी हमी मी त्याआधीच त्या मुलांच्या पालकांकडून लेखी घेतली होती. "याचा अर्थ तुम्ही त्याच्याकडे संपूर्ण दुर्लक्ष करावे असा नाही. तुम्ही त्याला मानाने वागवायचे. काही दिवस तुमच्याकडे राहायला आलेल्या एखाद्या जवळच्या मित्राच्या मुलाला तुम्ही जसे वागवाल, अगदी तसे. परीक्षेला आता फक्त दोनच महिने उरले आहेत, हे विसरू नका," मी त्या आईला बजावले.

त्या बाई गोंधळून गेल्या. मी पुढे म्हटले, "आता दोन महिने त्याच्यावर कुठलाही मालकी हक्क बजावू नका. मी काही जास्त अपेक्षा तर करत नाही ना?"

या नाटकाचा शेवट म्हणजे– त्या मुलाने दहावीच्या परीक्षेत ६७ टक्के गुण मिळवले, विद्युत अभियांत्रिकी शाखेतली पदविका पूर्ण केली आणि आता त्याचे चांगले चाललेले आहे. त्याच्या वडिलांपेक्षा कितीतरी अधिक तो कमावतो आहे. एवढेच नाही, तर तो समाजाचा एक उपयुक्त घटक बनला आहे. कुणालाही अडचणीत मदत करायला तो सदैव तत्पर असतो.

मुलगा प्रिय असतो तो त्याच्यासाठी म्हणून नाही

बृहद्‌अरण्यक उपनिषदामध्ये याज्ञवल्क्य त्याच्या पत्नीला म्हणाले, ''ऐक हे मैत्रेयी, (पुरुषाला) पत्नी ही पत्नी म्हणून प्रिय नसते; ती प्रिय असते, ती स्वत:ची पत्नी म्हणून. मुलगा प्रिय असतो तो त्याच्यासाठी म्हणून नाही; तो प्रिय असतो, तो स्वत:साठी, आपला मुलगा म्हणून.''

तुम्हाला जर तुमच्या मुलाने यशस्वी व्हावे वाटत असेल, तर आधी ही खात्री करून घ्या की तो तुम्हाला त्याच्या स्वत:साठी म्हणून प्रिय आहे, तुमच्या स्वत:साठी नाही आणि त्याच्यावरचा सगळा मालकी हक्क सोडून द्या. तुम्हाला आपला मुलगा तो स्वत: म्हणून प्रिय आहे की आपला मुलगा म्हणून, हे कसे ओळखायचे? जर तुम्हाला आपला मुलगा म्हणून तो प्रिय असेल (व्यक्ती म्हणून नाही), आणि तुम्हाला त्याच्यावर आपली मालकी आहे असे वाटत असेल, तर त्याने तुमच्या अपूर्ण इच्छा पूर्ण कराव्यात असे तुम्हाला वाटेल. तुम्ही शाळेत असताना कमी गुण मिळवू शकल्याबद्दल तुम्हाला जर एक प्रकारचे न्यूनत्व जाणवत असेल, तर तुमच्या मुलाने खूप चांगले गुण मिळवावेत असे तुम्हाला वाटेल. कारण त्यामुळे, असा मुलगा आपला आहे म्हणून तुम्हाला अभिमान वाटेल. समजा, तुमच्या मुलाने कमी गुण मिळवले, तर त्याने अधिक गुण मिळवले असते तर तो तुम्हाला अधिक जवळचा वाटला असता, असा संदेश तुम्ही नक्कीच त्याच्यापर्यंत पोहोचवणार. तुम्ही मग त्याला कदाचित दिवाणखान्यात येऊ देणार नाही; कदाचित तुम्ही त्याला आपल्या मित्रांसमोर येऊ देणार नाही. तुम्ही त्याला कबूल केलेली एखादी वस्तू किंवा तुमच्या मायेची ऊब देणार नाही.

तुम्हाला जर आय.आय.टी. मध्ये प्रवेश मिळवण्यात अपयश आले असेल, तर त्याने तो मिळवावा अशी तुमची इच्छा असेल.

तुम्हाला स्वतःला आय.ए.एस. अधिकारी व्हावेसे वाटले असेल किंवा तुम्हाला आदर वाटणारी एखादी व्यक्ती आय.ए.एस. अधिकारी असेल, तर आपल्या मुलाने आय.ए.एस.च्या परीक्षेला बसून तीत पास व्हावे असे तुम्हाला वाटेल.

वीस वर्षांची एक मुलगी एकदा माझ्याशी बोलत असता तिला रडू कोसळले. तिच्या मनाविरुद्ध तिचे वडील तिला आय.ए.एस.च्या परीक्षेला बसण्याची कशी सक्ती करत होते, हे ती मला सांगत होती. तिला वास्तूशिल्पकार (आर्किटेक्ट) होण्याची अगदी मनापासून इच्छा होती.

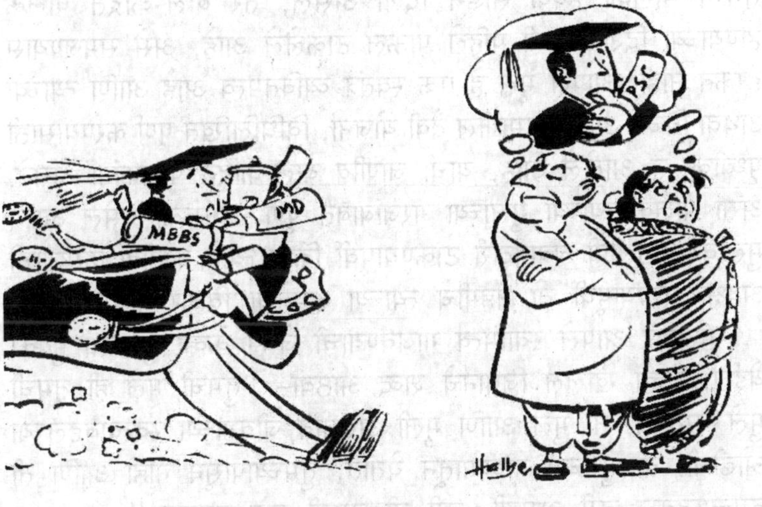

नंतर, तिच्या पालकांनी माझ्याबरोबर काही वेळा चर्चा केली असता मला कळले की, तिचे वडील एक हुशार इंजिनियर होते, पण जेव्हा त्यांच्यापेक्षा वयाने पुष्कळ लहान असलेली एक मुलगी आय.ए.एस. परीक्षा पास झाल्यामुळे त्यांची वरिष्ठ बनली, तेव्हा त्यांना खूपच वाईट वाटले होते. ते त्यांच्या मुलीकडे आपल्या मालकीची वस्तू म्हणून बघत होते, त्यांची स्वतःचीच एक प्रतिकृती म्हणून बघत होते आणि त्यांच्या झालेल्या अपमानाचा तिने बदला घ्यावा असे त्यांना वाटत होते. ह्या वडिलांना त्यांची मुलगी त्यांच्या स्वतःसाठी प्रिय होती. त्यांच्या स्वतःच्या न्यूनत्वाच्या भावनेमुळे तिने आय.ए.एस. अधिकारी व्हावे असे त्यांना वाटत होते.

अर्थात, तुमच्या मुलाने (किंवा मुलीने) उत्तम गुण मिळवावेत आणि इंजिनियर, डॉक्टर, चार्टर्ड अकाऊंटंट किंवा एखाद्या नावाजलेल्या संस्थेत उच्चाधिकारी बनावे, असे तुम्हाला वाटणे योग्यच आहे. पण तुम्हाला त्यांनी जे बनावे वाटते, ते बनण्यात त्यांना स्वत:ला रस नाही म्हणून किंवा त्यांना जास्त टक्के गुण मिळाले नाही म्हणून, केवळ एवढ्यासाठी जर तुम्ही त्यांना कमीपणा आणत असाल, तर त्याचा अर्थ तुम्हाला तुमची मुले स्वत:साठीच प्रिय असतात असा आहे. तुम्हाला जर तुमचा मुलगा त्याच्यासाठी म्हणून प्रिय असेल आणि तुम्ही त्याच्यावरचा तुमचा मालकी हक्क सोडून दिला असेल, तर बाल-केंद्रित पालक होण्याच्या दिशेने तुम्ही पहिले पाऊल टाकलेले आहे, असे समजण्यास हरकत नाही. आपले मूल हे एक स्वतंत्र व्यक्तिमत्व आहे आणि त्याच्या अथवा तिच्या अस्तित्वामागील दैवी योजना, विधिलिखित पूर्ण करण्यासाठी पृथ्वीवर ते आलेले आहे, याची जाणीव बाल-केंद्रित पालकांना असते. असा पालक त्याच्या मुलाच्या गरजांबाबत पूर्ण जागरूक असेल आणि मुलावर कुठलीही जबाबदारी टाकण्यापूर्वी किंवा त्याने काहीही करण्याची अपेक्षा धरण्यापूर्वी तो नेहमीच त्याच्या क्षमतेचा विचार करील.

मुलांवर आपले स्वामित्व गाजवण्याची जेव्हा केव्हा तुम्हाला हुक्की येईल, तेव्हा खलिल जिब्रानचे शब्द आठवा– "तुमची मुले ही तुमची मुले नसतात. ती मुले आणि मुली असतात जीवनाच्या स्वत्वाबद्दलच्या ओढीची. ती तुमच्या माध्यमातून येतात, तुमच्यापासून नाही आणि ती तुमच्याजवळ जरी असली, तरी ती तुमची मात्र नसतात."

नायग्रोधा (Nyagrodha– वड) च्या झाडाच्या छोट्या बीजात ज्याप्रमाणे महावृक्ष होण्याची प्रणाली अंतस्थच असते, त्याचप्रमाणे तुमचा मुलगा किंवा मुलगी, त्याने अथवा तिने कुणीतरी होण्याची प्रणाली बाळगून असतात. छोट्या बीजाला पाणी आणि सूर्यप्रकाशाचे पोषण आवश्यक असते. पुरेशा पाणी व सूर्यप्रकाशाअभावी त्या बीजाची वाढ चांगली होण्याची शक्यता कमीच असते. त्यामुळे त्याच्या वाढीसाठी पाणी व सूर्यप्रकाशाचा पुरवठा हा महत्त्वाचा असतो. पण वडाच्या झाडाच्या बीजाला पाणी, पुरेसा सूर्यप्रकाश (आणि शक्य तर पुरेसे खतही) मिळण्याची काळजी घेणाऱ्याने, त्या बीजातून आंब्याचे झाड उगवण्याची अपेक्षा धरणे योग्य होईल का?

याच न्यायाने, तुम्ही तुमच्या मुलाच्या शारीरिक गरजा पूर्ण करता, त्याला प्रेम देता, त्याची काळजी घेता आणि त्याच्याकडे लक्ष देता, पण असे असले तरीही, तुम्ही त्याच्यासाठी निवडलेले शिक्षण वा व्यवसाय क्षेत्र जर त्याला नको असेल तर तुम्ही त्यामुळे निराश होण्याचे कारण नाही. मुलगा-मुलगी दहावी झाले की विज्ञान शाखेच्या महाविद्यालयांकडे आणि बारावीनंतर इंजिनियरिंग अथवा वैद्यकीय महाविद्यालयांकडे जाण्याची जी धडपड चाललेली असते ती बऱ्याच अंशी वेडगळपणाची असते. प्रत्येकवेळी निकालानंतर विविध महाविद्यालयांपुढे लागलेल्या लांब-लांब रांगा आणि पालकांचे चिंतातुर चेहरे बघताना, मला कबीरदासांचे शब्द आठवतात, "या लोकांना मी त्यांच्यासमोरच्या ढळढळीत सत्यपरिस्थितीची जाणीव कशी करून देऊ? ते सर्व जणू काही आंधळेच आहेत. एखाद-दुसरा असता, तर मी कदाचित त्याला ती जाणीव करून देण्याचा प्रयत्न केला असता." हे शब्द जरा उद्धटपणाचे वाटतात नाही? पण ते उच्चारताना कबीराचे अंतःकरण किती पोळलेले असेल. तरुण मुले-मुली त्यांच्या चिंता आणि दुःस्वप्ने माझ्याजवळ व्यक्त करतात, तेव्हा माझेही अंतःकरण असेच जळते.

आपल्या मुलाला कशात रस आहे, हे पालक चांगले ओळखू शकतात आणि लहान वयापासूनच त्याचे विचार, भावना आणि ऊर्जा यांना योग्य दिशा देऊ शकतात. मुलगा अगदी सरासरी बुद्धिमत्तेचा असला, तरीही लहान वयापासून विचार, भावना आणि ऊर्जा एका विशिष्ट दिशेला एकाग्र करण्याने, तो यशस्वी होऊ शकतो, मग एखाद्या विशिष्ट आवडीच्या अभ्यासक्रमाला त्याला प्रवेश मिळो वा न मिळो; पण त्यासाठी तुमच्या इच्छांना नव्हे तर त्याच्या गुणांना फुलण्यास वाव मिळायला हवा. हे जर तुम्ही केले, तर तुमचा मुलगा आपतःच त्याच्या आवडीच्या क्षेत्राकडे वळेल. तुम्ही त्याच्या कारकिर्दीच्या दृष्टीने एखाद्या सल्लागाराची मदत घेऊ शकता, पण त्या सल्लागाराच्या सल्ल्यापेक्षाही, तुमच्या मुलाची कल्पनाशक्ती कुठल्या गोष्टीत बहरून येते आणि कुठल्या गोष्टीमुळे तो त्याच्या भावनांना योग्य प्रकारे वळण देऊ शकतो, ते महत्त्वाचे आहे. मुलगा त्याच्या ध्येयात जेव्हा भावनिकदृष्ट्या गुंततो, तेव्हाच तो मोठे यश मिळवू शकतो. तुमच्या इच्छा-आकांक्षा त्याने पूर्ण केल्या नाहीत म्हणून तुम्ही त्याच्या बाबतीत निराश झाला आहात, असे जर तुम्ही त्याला जाणवून दिलेत, तर

त्याच्यात एक मोठा न्यूनगंड निर्माण होईल आणि कमकुवततेचे एक प्रचंड मानसिक दडपण त्याच्यावर येईल. हे दडपण कदाचित आयुष्यभर त्याची साथ करेल.

तुम्ही लहान असताना, एका बीजाचे नाजूक रोपात आणि नंतर झाडात रूपांतर होताना कुतूहलाने बघितले असेल. आता तुमचे मूल मोठे होत असलेले पाहताना तुमच्या डोळ्यात तसेच कुतूहल दिसायला हवे.

तुम्ही हिंदू असाल, तर अनेक धार्मिक कार्यामध्ये "इदं न मम" (हे माझे नाही किंवा हे आता माझे नाही) असे म्हणण्याची प्रथा तुम्हाला माहीत असेल. आजचा दिवस चांगला आहे. ही घटिका चांगली आहे. म्हणा इदं न मम. एकदा का तुम्ही मुलावरचा हक्क सोडून दिलात, की तुमच्या मुलाला यशस्वी करण्याच्या तुमच्या प्रयत्नातला पहिला मोठा अडथळा तुम्ही पार केला आहे असे समजा.

■

३

परवलीचे दहा अक्षरी शब्द

मध्ययुगीन भारतातील एक महान संतकवी कबीर, याने जाड-जाड ग्रंथांमध्ये वर्षानुवर्षे डोकी खुपसून बसणाऱ्या पंडितांची खिल्ली उडवलेली आहे. तो म्हणतो, पंडित होण्यासाठी हे सगळे सर्वस्वी अनाठायी आहे. एक साधा, अडीच अक्षरी शब्द समजून घेतला– प्रेम– तरी ते पुरेसे आहे.

पण प्रेमाचा अर्थ समजून घेणे सोपे नाही, कारण प्रेम काही शेतात उगवत नाही की बाजारात मिळत नाही. कबीर पुढे म्हणतो, ही गोष्ट ज्याला मिळवायची आहे, मग तो राजा असो की रंक, त्याला त्याचे शिर काढून जमिनीवर ठेवावे लागते आणि मग या प्रेमाच्या घरात प्रवेश करावा लागतो. (याचा अर्थ माणसाला आपला गर्व सोडावा लागतो)

कबीराच्याच चालीवर, मला असे म्हणावेसे वाटते, की तुमच्या मुलाला यशस्वी होण्यास साह्य करण्यासाठी तुम्ही यश, आनंद आणि काही अंशी आरोग्य, या गोष्टींसाठीचे इंग्रजी दहा अक्षरी परवलीचे शब्द– *आत्मसन्मान* (Self-Esteem) आणि *आत्मविश्वास* (Confidence)– जाणून घेणे आणि ते तुमच्या मुलांच्या मनामध्ये ठसवणे, एवढे पुरेसे आहे. हे शब्द समानार्थी म्हणून वापरले जात असले, तरीही तसे ते नाहीत. आत्मसन्मान हा जीवनात फार फार महत्त्वाचा आहे. आत्मविश्वास हा कृतींच्या संदर्भात असतो, जसे गायन, नृत्य, पोहणे, वक्तृत्व, एखाद्या परीक्षेला बसणे किंवा मुलाखतीला जाणे इ.

कार्याच्या कुठल्याही क्षेत्रात यश मिळवायचे असेल, तर आत्मविश्वास आवश्यक असतो. एखादी व्यक्ती जर एखाद्या ध्येयाने प्रेरित झालेली असेल आणि ते प्राप्त करण्यासाठी आवश्यक ती इच्छाशक्ती तिने विकसित केलेली असेल, तर यशप्राप्ती आणि ध्येयपूर्तीची इमारत ज्यावर बांधली जाऊ शकते तो पाया म्हणजे आत्मविश्वास; पण आत्मविश्वास म्हणजे जर पाया असेल, तर तो पाया ज्या जमिनीवर घातलेला असतो, ती जमीन म्हणजे आत्मसन्मान. बायबलमधील एक दृष्टांत घ्यायचा झाल्यास, एखाद्या घराचा पाया जर खडकावर घातला, तर ते घर धक्के आणि दबावातही टिकून राहू शकेल. घराचा पाया जर वाळू अथवा दलदलीवर घातला, तर वादळात ते घर टिकणार नाही.

आत्मसन्मान हा असा खडक आहे, ज्याच्यावर आत्मविश्वासाचा पाया घातला जाऊ शकतो. आत्मसन्मान एकटा तुमच्या मुलाला यशाच्या शिखरावर नेऊ शकणार नाही कदाचित, पण त्याचे शारीरिक आरोग्य चांगले असेल आणि अन्न, वस्त्र आणि निवाऱ्यासारख्या मूलभूत गरजा तो भागवू शकत असेल, तर जीवनभर आनंदी राहण्यासाठी त्याला तो पुरेसा ठरतो. आरोग्य चांगले राखण्याकरता देखील आत्मसन्मान हा एक महत्त्वाचा घटक असतो. आत्मसन्मान असलेल्या व्यक्तीला इतरांशी संवाद साधणे, त्यांचे ऐकून घेणे आणि त्यांच्याकडून काहीतरी शिकणे (वरकरणी हा जरा विरोधाभास वाटतो) आणि हातातल्या कामावर चित्त एकाग्र करणे, हे सहज जमते.

गायन, पोहणे किंवा सभेत भाषण करण्यासारख्या विशिष्ट कृतींमध्ये यश मिळवण्यासाठी त्या-त्या क्षेत्रातला आत्मविश्वास अत्यावश्यक असतो. *मी हे करू शकतो, मला हे माहीत आहे* आणि *मी याला नक्कीच पात्र आहे* अशासारख्या भावना आत्मविश्वासातूनच उगम पावतात. विरुद्धार्थाने सांगायचे झाल्यास, जेव्हा तुम्हाला, *तुम्ही हे करू शकता, तुम्हाला हे माहीत आहे* आणि *तुम्ही याला नक्कीच पात्र आहात,* असे वाटत असते, तेव्हा तुमच्याजवळ आत्मविश्वास असतो.

आत्मविश्वासाची तुलना मी बरेचदा अल्लाउद्दीनच्या, सर्व इच्छा पूर्ण करणाऱ्या जादूई दिव्याशी केलेली आहे. मूल जेव्हा आत्मविश्वासाचा जादूई दिवा मिळवण्याच्या दृष्टीने पुढे जात असते, तेव्हा त्याच्या मार्गात अडथळे येत असतात. हे अडथळे म्हणजे जणू काही विटा असतात

आणि प्रत्येक विटेवर, "तू हे करू शकणार नाहीस," "हे कसे करायचे, हे तुला माहीत नाही," "तू याला पात्र नाहीस" असे लिहिलेले असते.

हे ऐकायला जरा विचित्र वाटेल, पण मार्गातल्या या विटा शिक्षक, नातेवाईक आणि मित्र यांच्यापेक्षा प्रेमळ पालकांकडूनच जास्त टाकल्या जातात. काही वेळा, मुलाच्या पूर्वीच्या असफल प्रयत्नांच्या योगे या विटा जमा होतात. मुलाच्या मनाची थोडीफार जाण असलेले पालक, या विटा तिथे जमा होणे टाळू शकतात. अगदी त्याच्या स्वत:च्या असफल प्रयत्नांच्या विटासुद्धा. आपल्या मुलांमध्ये आत्मसन्मान आणि आत्मविश्वास विकसित करू इच्छिणाऱ्या पालकांनी काय करावे आणि काय करू नये याबद्दल पुढच्या प्रकरणात सविस्तर चर्चा केली गेली आहे.

ध्येय, स्वातंत्र्य आणि मान्यता

आत्मविश्वासाचा जादूई दिवा मिळवण्याच्या प्रयत्नात अशा अडथळ्यांचा सामना कराव्या लागणाऱ्या तरुण मुला-मुलींशी मी बोलत असतो. एक पक्के **ध्येय** विकसित करणे, ते गाठण्याच्या दृष्टीने पुरेसे स्वातंत्र्य बाळगणे आणि मग इतरांकडून **मान्यता** मिळवणे, याद्वारे मार्गातल्या (*"तू हे करू शकणार नाहीस,"* आणि *"हे कसे करायचे, हे तुला माहीत नाही,"* असे लिहिलेल्या) विटा दूर सारून जादूई दिवा कसा मिळवता येईल, हे मी त्यांना अशा वेळी सांगत असतो.

पालक त्यांच्या मुलांना (अ) प्रेरणा (व त्याद्वारे ध्येय) (ब) विचार व आचार स्वातंत्र्य आणि (क) योग्य त्यावेळी मान्यता, या गोष्टी देऊन त्यांची मदत करू शकतात. वाऱ्याचा एक जोरदार झोत (इंग्रजी शब्द **AIR**) ज्याप्रमाणे विटांचा अलगद रचलेला डोलारा पाडून टाकतो, त्याचप्रमाणे ध्येय (**A**im), स्वतंत्रपणे मिळवलेली साध्ये (**I**ndependently acquired achievements) आणि मान्यता (**R**ecognition) या गोष्टी आत्मविश्वासाचा जादूई दिवा मिळवण्याच्या मार्गातील अडथळे उधळून टाकतात.

एखादे एक वर्षाचे मूल अडखळती पावले टाकत असताना, ते पडेल या भीतीने जर तुम्ही त्याला चालू दिले नाहीत, तर तुम्ही त्याच्यासमोर विटा टाकत असता आणि त्या विटांवर "तू हे करू

शकणार नाहीस,'' किंवा *''हे कसे करायचे, हे तुला माहीत नाही,''* असे लिहिलेले असते. ते मूल अडखळेल, पडेल, पुन्हा उठून उभे राहील आणि दुसऱ्या, तिसऱ्या किंवा कदाचित दहाव्या प्रयत्नात यशस्वी होईल, तेव्हाच त्याला आत्मविश्वास येईल. विशेषत: त्याच्या आईने त्याच्या या सिद्धीला तिच्या प्रेमळ मिठीतून किंवा स्मितातून, आपली मान्यता दर्शवली तर नक्कीच.

वयाच्या तिसऱ्या वर्षी मुलाला आपल्या हाताने आंघोळ करायची असतानासुद्धा तुम्हीच ती घालावी, असा तुमचा आग्रह असेल, तर त्याच्यासमोर तुम्ही आणखी काही विटा टाकत असता. याचा अर्थ तुम्ही त्याला न्हाणीघरात एकटे सोडून स्वयंपाकघरात आपल्या कामाला जावे असा नक्कीच नाही. अजून त्याला आंघोळ कशी करावी ते माहीतही नसेल आणि कदाचित तो स्वत:ला इजा करून घेईल. तारेवर तोल सांभाळत चालणाऱ्या आपल्या मुलाच्या नेमके खाली चालत राहणाऱ्या, डोंबाऱ्याच्या मुलाच्या आईसारख्या तुम्ही वागा. याआधी मी सांगितल्याप्रमाणे, फक्त ध्येय आणि ते स्वतंत्रपणे साध्य करणे एवढेच नाही, तर मान्यता हाही मुलाच्या आत्मविश्वासाच्या विकासातला एक घटक आहे. तो आपल्या हाताने आंघोळ करण्याचा प्रयत्न करत असताना तुम्ही तिथे त्याच्याजवळ, त्याचे कौतुक करण्यास हजर असले पाहिजे. हवे तर त्याला थोडीफार मदत करा, पण फक्त थोडीफारच.

तुमच्या मुलामध्ये आत्मसन्मान विकसित करण्यासाठी तुम्हाला फक्त तुमचा स्वीकार, संपूर्ण स्वीकार, देण्याची आवश्यकता असते. हे अगदी साधे सूत्र आहे, पण अजिबात सोपे नाही, हे तुम्ही नक्की जाणता.

तुम्ही स्वत:लाच पूर्णपणे स्वीकारलेले नसेल, तर दुसऱ्याला कसे स्वीकाराल? नाही, या प्रश्नाने अस्वस्थ होण्याचे काही कारण नाही. आपली आत्म-स्वीकृती (आणि पर्यायाने आत्मसन्मान) ही आपल्या पालक, शिक्षक, नातेवाईक, मित्रमंडळी आणि परिस्थिती या गोष्टींनी ती कशी ठरवली आहे, त्यावर अवलंबून असते. आपले इतर लोकांशी वागणे, आपल्या आवडी-निवडी, हे सर्व आपल्या लहानपणापासूनच्या जडणघडणीतून ठरते. आपण जसे वागतो त्याला आपला काहीच इलाज नसतो. आपण यंत्रमानवाप्रमाणे असतो. मग यातून बाहेर पडण्याचा काहीच मार्ग नाही का?

अर्थातच आहे. आपली नेमकी घडण कशी आहे, हे ज्याक्षणी आपल्याला समजते, त्याच क्षणी आपण त्यातल्या चुकीच्या प्रणाली काढून टाकून तिथे नव्या प्रणाली बसवू शकतो. हे बोलणे सोपे आहे पण करणे अवघड आहे, हे तर खरेच. पण तुम्ही हे करण्याचा प्रयत्न अवश्य करायला हवा, जेणेकरून तुमचा आणि पर्यायाने तुमच्या मुलांचा आत्मसन्मान विकसित होईल.

तुमच्याजवळ चांगला आत्मसन्मान आहे किंवा नाही, हे तुम्हाला कसे कळेल? तुमचे स्व-मूल्य तुम्ही कोण आहात, यावरून ठरते का? की तुमच्याकडे काय आहे, यावरून ते ठरते? तुमच्याजवळ काय आहे यावरून जर ते ठरत असेल, तर तुमच्याकडे पुरेशा आत्मसन्मानाची वानवा आहे. जे लोक वस्तू जमवण्यात गर्क असतात, त्यांच्यामध्ये सहसा आत्मसन्मान (स्व-मूल्य) कमी असतो. किमती वस्तू जमवण्यामधून ते आपली किंमत वाढवण्याचा प्रयत्न करत असतात. कुठल्या प्रकारच्या गोष्टी तुमच्या दृष्टीने किती मौल्यवान आहेत, हे लहानपणापासून तुमच्या मनाच्या झालेल्या घडणीवर अवलंबून असते. बहुसंख्य लोकांच्या दृष्टीने पैसा हा मूल्य देणारा असतो.

तुमच्याकडे फक्त आत्मविश्वास असेल आणि आत्मसन्मान नसेल, तर तुम्ही तुमच्या निवडलेल्या क्षेत्रात किंवा एखाद्या विशिष्ट कार्यातच उत्तम असता. वेगळ्या शब्दात सांगायचे, तर तुमच्यात धडाडी आणि तुम्ही निवडलेल्या कार्यक्षेत्रात तुम्ही चांगली कामगिरी करता; पण तुमच्या स्व-प्रतिमेच्या बाबतीत तुम्ही असमाधानी असू शकता. *तुम्ही काय आहात* आणि *तुम्ही काय असायला हवे होते* किंवा *असू शकला असता*, यांमध्ये तुमच्या मनात सदैव द्वंद्व चालू असेल. उत्तम आत्मसन्मान तुमच्याजवळ असेल, तर काय आहे आणि काय असायला हवे होते यांमध्ये असला झगडा नसतोच. धडाडी असण्याबरोबरच, तुम्ही–

–विविध परिस्थिती व लोकांशी सहज जुळवून घेऊ शकाल.

–गरज असल्यास आणि असेल तेव्हा तुम्ही शांतचित्त होऊ शकाल.

–(तुमच्या विश्वासास काही कारणाने ते अगोदरच अपात्र ठरलेले नसतील, तर) इतरांवर विश्वास टाकू शकाल.

–शक्य तेव्हा इतर लोकांना मदत कराल, कारण तुम्ही लोकांना समजून घेऊ शकता.

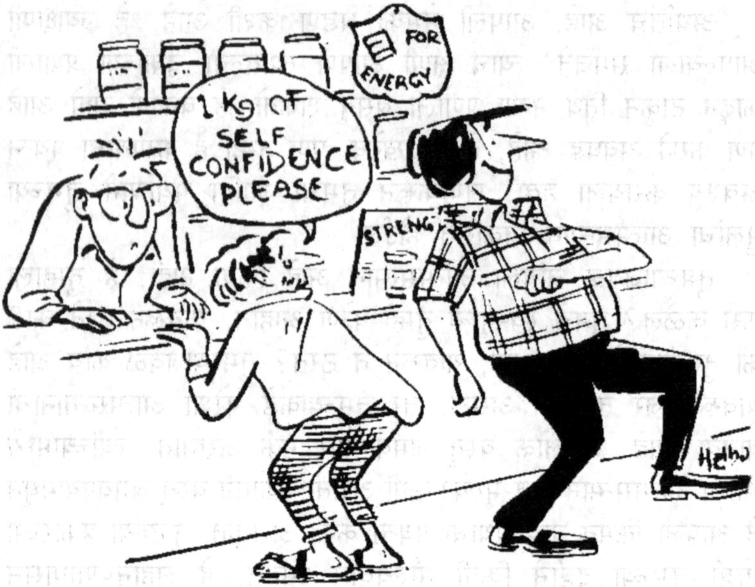

–इतरांमध्ये जे काही नावाजण्या आणि वाखाणण्याजोगे असेल, त्याचे सहजच कौतुक करू शकाल.

जीवनात यशस्वी होणाऱ्यापैकी खूप लोकांकडे प्रचंड आत्मविश्वास नक्कीच असतो, पण उच्च प्रतीचा आत्मसन्मान असतोच असे नाही. अधिक दु:खदायक गोष्ट म्हणजे आत्मविश्वास असलेल्यांपैकी बऱ्याच जणांना त्यांच्या मुलांमध्ये आत्मविश्वास कसा निर्माण करावा, हे कळतच नाही.

तुम्हाला तुमच्या मुलाला फक्त आत्मविश्वासाचा वारसा द्यायचा असो, की आत्मसन्मान आणि आत्मविश्वास या दोहोंचा. या दोन्ही गोष्टी ना शेतात उगवतात, ना बाजारात विकत मिळतात.

आत्मसन्मान कसा बाणवावा

बंडूला अंकगणित शिकवण्यासाठी तुम्हाला अंकगणित यायला हवे, तुम्हाला बंडूची चांगली ओळख हवी आणि तुम्हाला शिकवता यायला हवे. तुमच्या मुलामध्ये आत्मसन्मान बाणवण्यासाठी (अ) तुमच्या स्वत:मध्ये आत्मसन्मान हवा (ब) तुमच्या मुलाशी तुमची जवळीक हवी आणि (क) आत्मसन्मान कसा बाणवावा हे तुम्हाला माहित हवे. आत्मविश्वासाच्या बाबतीतही हे खरे आहे. तुमच्याजवळ

आत्मविश्वास असणेच केवळ पुरेसे नाही, तर तुमच्या मुलाशी तुमची जवळीक हवी आणि आत्मविश्वास कसा बाणवावा, हेही तुम्हाला माहीत हवे. मुलगा जेव्हा किशोर वयात पदार्पण करतो, तेव्हा त्याच्याशी जवळीक असणे अवघड असते. त्यात पुन्हा, एखादी व्यक्ती जर यशस्वी असेल, तर यशाबरोबरच तिच्याकडे येतो तो अहंकार. "मला माहित आहे." (उच्च प्रतीचा आत्मसन्मान नसलेले) अनेक यशस्वी लोक त्यांच्या मुलांकडून आज्ञाधारकपणाची अपेक्षा करत असतात आणि मुलांना विचार व आचार स्वातंत्र्य देण्यास नकार देत असतात.

पूर्वीच्या आणि आताच्या काही थोर लोकांची नावे आठवून बघा. त्यांच्यातील बऱ्याच जणांना अशी मुले होती, ज्यांची त्या लोकांना शरम वाटत असे. असे घडण्याचे कारण म्हणजे एक तर त्यांची त्यांच्या मुलांशी जवळीक नव्हती, किंवा आपल्या मुलांमध्ये आत्मसन्मान कसा बाणवावा हे त्यांना माहित नव्हते. मॅसेडोनियाचा राजा फिलीप, याला त्याच्या मुलामध्ये आत्मविश्वास कसा बाणवावा हे माहित होते. बुसेफॅलस (Bucephalus) या घोड्याला जेव्हा त्याच्याकडे विक्रीसाठी आणण्यात आले, तेव्हा त्याच्याकडच्या कसलेल्या घोडेस्वारांनाही त्यावर मांड ठोकता आली नाही. छोटा राजकुमार अलेक्झांडर पुढे आला. त्याने लगाम हातात घेतला, घोड्याचे तोंड सूर्याच्या दिशेला वळवले, त्याला शांत केले आणि शेवटी त्याच्यावर मांड ठोकली. (घोड्याला स्वत:च्याच सावलीची भीती वाटत होती हे त्याने ताडले होते.) तेव्हा राजा फिलीप म्हणाला, "बेटा, जा आणि तुझ्या योग्यतेचे राज्य शोध. कारण मॅसेडोनिया तुझ्यासाठी फार छोटे राज्य आहे."

फिलीपने काय केले? "जा, आणि तुझ्या योग्यतेचे राज्य शोध. कारण मॅसेडोनिया तुझ्यासाठी फार छोटे आहे."असे सांगून त्याने लहानग्या अलेक्झांडरला प्रेरणा (ध्येय) दिली. अलेक्झांडरला त्याच्या यशाची पावती (मान्यता) दिली, आणि तितकेच महत्त्वाचे म्हणजे, राजकुमाराला विचार व आचाराचे खूपच स्वातंत्र्य होते. निराळ्या शब्दात सांगायचे तर, त्याने त्याच्या मुलाला **AIR** दिली, (**A**im, **I**ndependence आणि **R**ecognition), आणि या गोष्टी आत्मविश्वासाचा जादुई दिवा मिळवण्याच्या मार्गातील अडथळे दूर करण्यास मदत करतात.

आपल्या काळातील एक थोर प्रतिभावंत रविन्द्रनाथ टागोर, यांच्या

जीवनाकडे बघू या. त्यांचे वडील देवेन्द्रनाथ टागोर यांना, आपल्या मुलामध्ये आत्मसन्मान आणि आत्मविश्वास कसे विकसित करावेत हे माहित होते. लहान भावंडांनी आपल्या गुणांची काही चमक दाखविली, तर मोठे भाऊ त्याचे मोकळेपणाने कौतुक करत असत. वडील जर मुलांवर सतत टीका करणारे आणि एक दुसऱ्याशी तुलना करणारे असे असते, तर त्यांच्यात एकमेकांबद्दल असूया निर्माण झाली असती. पण ही भावंडे तशी नव्हती. उदाहरणार्थ, वयाच्या बाराव्या वर्षी जेव्हा रविन्द्रनाथांनी कविता लिहिण्यास सुरुवात केली, तेव्हा त्याचे छोटे बंधू ज्योतिरीन्द्रनाथ उद्‌गारले होते, ''तो सुंदर कविता करतो.'' त्यांची पत्नी कादंबरी म्हणाली होती, ''एक दिवस तो महान कवी होईल.''

काही महिन्यांनी कलकत्त्याजवळ चिनसुरा येथे वडिलांसमोर जेव्हा रविन्द्रनाथांनी आपल्या काही कविता गाऊन दाखवल्या, तेव्हा देवेन्द्रनाथ म्हणाले, ''खूपच छान बेटा. आपल्या देशाच्या राजाला जर ही भाषा कळत असती आणि यातील साहित्याची जाण असती, तर त्याने कवीला नक्कीच बक्षिस दिले असते. पण ते तसे नाही. त्यामुळे मला वाटते मीच ते केले पाहिजे.'' आणि त्यांनी छोट्या रवीला ५०० रुपयांचा चेक काढून दिला (तेवढ्या पैशात तेव्हा जे काही मिळाले असते, ते आज कदाचित २०,००० रुपयांतही मिळणार नाही.)

सतराव्या वर्षी रविन्द्रनाथांनी 'वाल्मिकी प्रतिभा' हे नृत्यनाट्य लिहिले आणि त्यात वाल्मिकीची भूमिकाही वठवली. त्या तरुण प्रतिभेला लोकांकडून खरी शाबासकी मिळाली. अशाप्रकारे रविन्द्रनाथांना त्यांचा आत्मविश्वास विकसित होण्यासाठी साह्यभूत **A**IR (**A**im, **I**ndependence, आणि **R**ecognition) च फक्त मिळाली असे नव्हे, तर त्यांचे आई-वडील आणि इतर वडीलधाऱ्या मंडळींचा सन्मानदेखील मिळाला. सन्मानामध्ये स्वीकार अंतर्भूत असतो आणि तो स्वीकृतीपेक्षाही अधिक सकारात्मक असतो. अधिकारी व्यक्तीकडून मिळालेल्या या सन्मानाने त्यांचा आत्मसन्मान विकसित होण्यास मदत झाली.

जगदीशचंद्र बोस अलौकिक बुद्धिमत्तेचे वैज्ञानिक झाले होते. याचे बरेचसे श्रेय त्यांच्या वडिलांकडे जाते. लहान असताना जगदीश प्रश्न विचारून भंडावून सोडत असत. पण वडिलांनी वैतागून त्यांना कधी गप्प बसवले नाही. त्यांनी मुलाचे बोलणे सक्रियपणे ऐकून घेतले.

सक्रियपणे ऐकणे या शब्दाच्या नेमक्या अन्वयार्थाबद्दलची चर्चा पुढे एका प्रकरणात होईलच. थोडक्यात त्याचा अर्थ, दुसऱ्याच्या भावना जाणून घेऊन ऐकणे असा सांगता येईल. समोरच्या व्यक्तीच्या बोलण्याकडे जेव्हा तुम्ही दुर्लक्ष करता, तेव्हा तिचा आत्मविश्वास कमी करण्यास तुम्ही हातभार लावत असता. दुसऱ्याचे बोलणे त्याच्या भावना जाणून घेऊन जेव्हा तुम्ही ऐकता, तेव्हा त्याचा आत्मविश्वास विकसित होण्यास तुम्ही मदत करत असता.

जगदीशांच्या वडिलांना त्यांच्या सगळ्याच प्रश्नांची उत्तरे देणे शक्य होत नसे. त्यांना उत्तर देणे शक्य नसले तर तसे ते मोकळेपणाने सांगत. एकदा जगदीश यांनी विचारले, "बाबा रोपे हिरवी का असतात? आणि प्राणी आणि पक्ष्यांना एवढे वेगवेगळे रंग का असतात?" तेव्हा असे म्हणतात की त्यांच्या वडिलांनी त्यांना उत्तर दिले, "बेटा खरे सांगायचे तर मला ते माहित नाही....मोठा होशील, तेव्हा तूच याचे उत्तर शोधून काढ." (यामुळे त्या मुलाला ध्येय मिळाले असावे.)

लहानग्या जगदीशला जेव्हा घरकामात मदत करावीशी वाटे, उदा. घरच्या घोड्याला आंघोळ घालणे वगैरे, तेव्हा त्याचे वडील त्याला ते करू देत असत. एका परिचिताने विचारले, "एवढ्या छोट्या मुलाच्या दृष्टीने हे काम अवघड आहे असे नाही तुम्हाला वाटत?" तेव्हा वडील हसले आणि म्हणाले, "वाढत्या मुलाच्या हाता-पायांना थोडा व्यायाम चांगला असतो." छोटा जगदीश एकदा एकदम ऊर्मी येऊन घोड्यावर बसला, तेव्हा एक प्रेमळ पिता म्हणून काळजी वाटली असली, तरी त्यांनी त्याला अडवले नाही.

दोन वर्षांपूर्वी मुंबईतल्या एका अग्रगण्य शाळेत जेव्हा मी आत्मविश्वास या विषयावर काही सत्रे घेतली, तेव्हा सत्र संपल्यावर एक मुलगा मागे रेंगाळत होता. भीत-भीत त्याने विचारले, "काका तुम्ही कृपया माझ्या वडिलांना मला सायकल चालवण्याची परवानगी द्यायला सांगाल का प्लीज?"

मी तेव्हा एक छोटीशी चिठ्ठी लिहिली होती, "तुमची काळजी साहजिकच आहे, पण (त्या तेरा वर्षाच्या) मुलाला काही गोष्टी शिकण्याची संधी मिळायला हवी. सुरुवातीला तो इमारतीच्या आवारातच सायकल चालवायला शिकेल, आणि ते सुद्धा तुमच्या उपस्थितीत. नंतर, काही आठवडे आजूबाजूच्या लहान गल्ल्यांमध्ये सकाळी लवकर उठून सराव करायला

तुम्ही त्याला सांगू शकता. कुणीतरी त्याच्याबरोबर तेव्हा असू द्या.'' दुसऱ्या दिवशी सकाळी प्रसन्न हसत त्या मुलाने मला सांगितले की त्याच्या वडिलांनी त्याला परवानगी दिली आहे. त्याने माझे वारंवार आभार मानले.

तुमच्या आजूबाजूला पाहाल, तर तुम्हाला अशी कितीतरी उदाहरणे

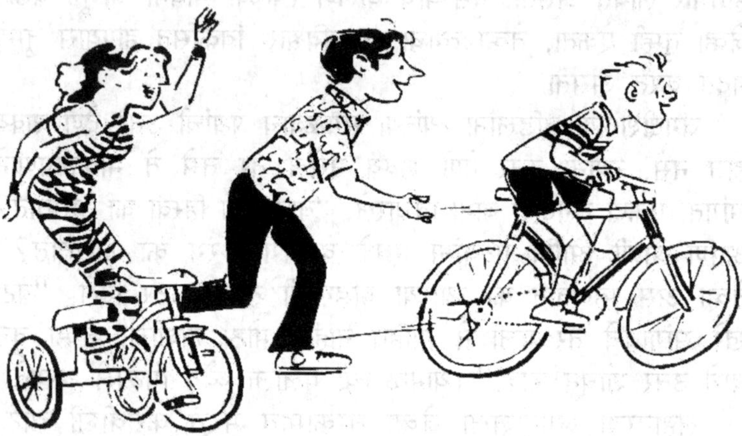

दिसतील की शेकडो आई-वडील स्वतः फारसे शिकलेले नाहीत, पण आपल्या मुलांना यशस्वी करणे त्यांना जमले आहे. त्याचबरोबर, अनेक सुशिक्षित पालकांना (विशेषतः बाल-केंद्री आणि पंचशील प्रकारचे) त्यांची मुले व्यसनाधीन, पलायनवादी किंवा समाजकंटक झालेली पाहावी लागली आहेत.

जिजाबाईला मुत्सद्दीपणा हा शब्द माहीत होता का? अर्थातच नाही. पण आत्मसन्मान म्हणजे काय, हे तिला चांगले माहीत होते; तिच्याजवळ तो होता आणि तिच्या मुलामध्ये, शिवाजीराजांमध्ये तो कसा बाणवावा हेही तिला माहीत होते. रामजी सकपाळांना कायदा किंवा चांगले इंग्रजी तरी माहीत होते का? नाही. पण तेव्हा खालच्या समजल्या जाणाऱ्या जातीत जन्म घेऊन देखील रामजींजवळ आत्मसन्मान होता आणि पुढे चालून बाबासाहेब आंबेडकर या नावाने प्रसिद्धी पावलेल्या त्यांच्या मुलामध्ये, भीमामध्ये तो कसा बाणवावा हे त्यांना माहीत होते. जिजाबाई आणि रामजी हे दोघेही बाल-केंद्रित पालक होते.

तुमच्याजवळ आत्मसन्मान नसल्यास

तुम्ही स्वत:लाच पूर्णपणे स्वीकारलेले नसेल (आणि त्यामुळे तुमच्याजवळ आत्मसन्मान नसेल), तर तुमचे मूल जसे आहे, तसे त्याला स्वीकारणे तुम्हाला कठीण जाईल. तुमच्यातल्या आत्मसन्मानाच्या कमतरतेची भरपाई करण्यासाठी, त्याने बक्षिसे मिळवावीत, पहिला क्रमांक पटकवावा, वर्गप्रमुख किंवा फुटबॉल संघाचा कर्णधार बनावे, अशी अपेक्षा तुम्ही करत राहाल. तुम्हाला हवे ते साध्य करण्यात त्याला अपयश आले, तर त्याला टोमणे मारून, त्याचा उपहास करून किंवा तुमचे प्रेम आखडून घेऊन तुम्ही ही गोष्ट त्याच्यापर्यंत पोहोचवण्याचा प्रयत्न कराल. तुम्ही हे सर्व चांगल्या भावनेने करत असाल, तरीही त्यामुळे तुमच्या मुलावर त्याचा होणारा वाईट परिणाम टळणार नाही. त्याच्यात न्यूनत्व निर्माण होईल आणि त्याचा आत्मसन्मान विकसित होणार नाही.

पालकांची स्वीकृती आत्मसन्मान विकसित करण्यास साह्यभूत ठरते

मुलाचा आत्मसन्मान विकसित होण्यासाठी त्याच्या पालकांची स्वीकृती ही सर्वाधिक महत्त्वाची असते. शिक्षक, नातेवाईक, मित्र-मैत्रिणी आणि शेजारी यांची (उतरत्या भाजणीतली) स्वीकृतीदेखील महत्त्वाची असते.

खरोखर, एखाद्या बीजाला कोंब फुटण्यासाठी पाणी जसे महत्त्वाचे असते, तशी आणि तेवढीच, मुलाचा आत्मसन्मान विकसित होण्यासाठी स्वीकृती महत्त्वाची असते.

आपल्या मुलाला आरोग्य, संपत्ती, आनंद आणि यश मिळावे असे न वाटणारे कुणी पालक असतील का? अर्थातच नाही, आपल्या मुलाने यश मिळवावे, आयुष्य चांगले कंठावे, काहीतरी बनावे, असे सगळ्याच पालकांना वाटत असते. बहुतेक पालक त्यांच्या मुलाने काहीतरी साध्य करावे म्हणून कष्ट उपसतात, पैसे वाचवतात आणि असंख्य त्याग करत असतात. पण त्यांचे हे उद्दिष्ट नेहमीच पूर्ण होते असे नाही. याची कारणे शोधण्यासाठी फार दूर जायची गरज नाही.

मूल धडधाकट राहण्यासाठी त्याला सकस अन्न पुरवणे, हे आपले कर्तव्यच आहे असे पालकांना वाटत असते. आपल्या मुलाला एखाद्या चांगल्या इंग्रजी माध्यमाच्या शाळेत प्रवेश मिळवून देण्यासाठी ते वेळ

आणि पैसा– काही हजारांमध्ये देखील– खर्च करतात. अशा शाळा चालवणाऱ्यांनी कधी त्यांना अपमानास्पद वागणूक दिली, तरी ती ते मुकाट्याने सहन करतात. आपल्या मुलाच्या शिकवण्यांपायी हजारो रुपये ते खर्च करतात. मुलाच्या दहावी आणि बारावीच्या परीक्षांमधील कामगिरीची चिंता त्यांना जाळत असते आणि कधी कधी तर मुलाला वैद्यकीय अथवा अभियांत्रिकी महाविद्यालयात प्रवेश मिळण्यासाठी आपली आयुष्यभराची पुंजीही ते खर्च करून टाकतात.

पण हे सर्व करत असताना, त्यांच्या मुलाला यशस्वी करू शकणाऱ्या सर्वात महत्त्वाच्या घटकांचे त्यांना विस्मरण होत असावे. हे घटक म्हणजे आत्मसन्मान आणि आत्मविश्वास. ज्याच्याजवळ आत्मसन्मान खूप कमी आहे, अशा मुलाला स्वतःच्या अभिव्यक्तीमध्ये, इतरांशी संवाद साधण्यामध्ये, अभ्यास, छंद-कला किंवा खेळातल्या मेहनतीतील सातत्य ठेवण्यामध्ये आणि हातातल्या कामावर एकाग्र होण्यामध्ये, अनेक अडचणी येतात. आत्मसन्मानविहीन व्यक्ती तिच्या क्षमता पूर्णपणे उपयोगात आणू शकत नाही. आत्मसन्मानविहीन मुलगा त्याच्या रात्र-रात्र डिस्कोत नाचणाऱ्या, अमली पदार्थाचे सेवन करणाऱ्या समवयस्कांमध्ये चटकन ओढला जातो व त्यांचेच अनुकरण करू लागतो.

आत्मसन्मानविहीन मुलगा प्रेम करण्यास कधीच शिकत नाही.

आत्मसन्मानविहीन मुलगा वारंवार, *अगदी स्वतःच्या आई-वडीलांवर सुद्धा,* प्रेम करण्यास आणि त्यांना मदत करण्यास शिकूच शकत नााही ही खरेतर पालकांच्या दृष्टीने जास्त चिंतेची गोष्ट असायला हवी. मुलगा जेव्हा कमवायला लागेल तेव्हा तो आपल्या आई-वडिलांना पैसे पाठवेल, पण त्यापेक्षा जास्त काही संबंध त्याला नको असतील. आई-वडिलांना याचा धक्का बसतो आणि ते दुःखी होतात. त्यांनी आपल्या मुलांसाठी केवढे तरी त्याग केले होते, त्यांचे कुठे चुकले?

अशा कथा गेल्या दोन दशकांमध्ये मी अनेक पालकांकडून ऐकलेल्या आहेत. आजच्या स्पर्धात्मक युगातले धक्के सहन करू शकण्यासाठी चुलत-मावस भावंडे, मित्र आणि शेजारी यांच्या आणि स्वतःमध्ये मुलाने मानसिक भिंती घालून घेतल्या, तर पालकांना ते चालते. खरे तर मुलाची त्याच्या वयाच्या नातेवाईक, शेजारी व मित्रांशी सतत

तुलना करून आणि त्याच्यामागे अधिकाधिक चांगली कामगिरी करण्याचा धोशा लावण्यातून, पालक मुलांना असुरक्षितच करून टाकत असतात. असुरक्षित मुलगा एक बचावतंत्र म्हणून त्याच्या मनात अशा भिंती उभ्या करत असतो. ह्या प्रत्यक्ष तटबंदी डोळ्यांना दिसतात. असुरक्षिततेच्या भावनेतून मनात उभ्या केलेल्या तटबंदी डोळ्यांना दिसत नाहीत. पण त्या असतात आणि खूप पक्क्या असतात. आणि मुलाने ज्यांना या भिंतींच्या बाहेर ठेवलेले असते, त्यांच्या भावना त्याला जाणून घ्याव्याशा वाटत नाहीत. पालक सहसा मुलांना त्यांच्या मनामध्ये या भिंती उभारण्यात मदत करत असतात, पण आपण स्वतः मुलाच्या या मानसिक तटबंदीच्या आतच आहोत असे त्यांना वाटत असते. अशी अपेक्षा ठेवणे हे जरा जास्तच होते.

मूल प्रेम करायला शिकते किंवा शिकत नाही. आत्यंतिक असुरक्षिततेच्या भावनेने वेढलेल्या मुलाला आत्मसन्मान विकसित करणे कठीण जाते आणि आत्मसन्मानाशिवाय तो प्रेम करायला, मदत करायला किंवा दुसऱ्याला काहीही द्यायला, शिकूच शकत नाही– अगदी त्याच्या आई-वडिलांना देखील.

तुमची मुले जेव्हा इतर लोकांच्या बाबतीत जास्तच टीकाखोर होतात, तेव्हा त्यांना फाजिल आत्मविश्वास आला आहे असा निष्कर्ष कदाचित तुम्ही काढाल. पण ते तसे नसते. स्वतःजवळ आत्मसन्मान नसलेल्या माणसालाच दुसऱ्यांच्या चांगल्या कामगिरीचे कौतुक करणे जड जाते. आत्मसन्मानाचा अभाव हे सहसा वाणी किंवा कृतीतील हिंसेचे कारण असते. आजूबाजूला चाललेल्या क्रियांमधून अंग काढून घेणे आणि इतरांबरोबर संवाद साधता न येणे (आणि अशाप्रकारे कुठल्याही अपरिचित गोष्टीचा स्पर्श होताच आपल्या पाठीच्या ढालीच्या कोषात जाणाऱ्या कासवागत वागणे) हीही आत्मसन्मानाचा अभाव असल्याचीच चिन्हे आहेत.

एखादा मुलगा जेव्हा गुंडगिरी करतो, तेव्हा त्याला फाजिल आत्मविश्वास आला आहे अशा समजुतीत राहू नका. शक्यता अशी आहे की, त्याच्या अंतःकरणातच न्यूनत्व निर्माण झालेले आहे. एखाद्या खेकडा, कासव, गोरिला किंवा अमिबा (कुठल्याही अडथळ्यापासून चटकन दूर पळणारा एकपेशीय जीव) प्रमाणे वर्तन हे आत्मसन्मानाचा अभाव

असल्याचे सूचक आहे. याच्याविरुद्ध, आत्मसन्मान असलेल्या व्यक्ती प्रेम करण्यास, कौतुक करण्यास आणि इतरांना काहीही देण्यास, शिकतात. त्यांच्या मार्गातील अडथळ्यांचा सामना देखील ते धैर्याने करतात.

मुलाच्या "शिक्षणा"साठी जेवढा वेळ व लक्ष पालक देतात, त्याचा काही अंशदेखील त्यांनी त्यांच्या मुलामध्ये आत्मसन्मान बाणवण्यासाठी दिला, तर त्यामुळे त्यांना आनंद आणि समाधान मिळेल. आत्मसन्मान असलेल्या त्यांच्या मुलाला इंजिनियरिंगला प्रवेश मिळेलच असे नाही. कदाचित त्याला इंग्रजी माध्यमाच्या शाळेतही प्रवेश मिळणार नाही. पण त्याला प्रथम श्रेणीचे गुण मिळाले नाहीत, म्हणून त्यांनी त्याला दुय्यम दर्जाची वागणूक दिली नाही आणि त्याची स्व-प्रतिमा विकसित होण्यातली स्वत:ची भूमिका योग्य त्या रीतीने बजावली, तर त्या मुलाला यशस्वी होण्यापासून कुणीही रोखू शकणार नाही.

सुरेशशी (हे त्याचे खरे नाव नाही) माझी झालेली पहिली भेट मला आठवते. तेव्हा ८२ टक्के गुण मिळवूनही त्याला वैद्यकीय महाविद्यालयात प्रवेश मिळाला नव्हता, आणि या तीव्र धक्क्याने तो आठवडाभर काहीही न करता बसला होता. भविष्य अंध:कारमय दिसत होते. तो जणू सुन्न झाला होता. त्याच्याकडे भरपूर पैसा होता असेही नाही. पण लवकरच त्याने वैद्यकीय क्षेत्राला लागणाऱ्या इंजेक्शनच्या एकदा वापरून फेकून द्यायच्या सुया व अन्य गोष्टी पुरवण्याचा व्यवसाय सुरू केला. आता त्याचा धंदा तुफान चालला आहे.

गेली काही वर्षे तरुणांसाठी व्यक्तिमत्व विकास शिबिरे घेतल्यानंतर मला अधिकाधिक जाणीव होत गेली, की आत्मसन्मान असलेल्या मुलांना अभ्यासात चांगली प्रगती करण्यासही मदत होते. त्यांना स्वत:बद्दलच्या नसत्या शंका छळत नसल्यामुळे त्यांचे संपूर्ण लक्ष अभ्यासात राहू शकते.

आनुवंशिकतेची भूमिका

आनुवंशिक गोष्टी महत्त्वाच्या असतात हे नि:संशय. रोपाची वाढ ज्याप्रमाणे बीजाच्या दर्जानुसार ठरते, तद्वतच मानवाच्या बाबतीतही ज्या दर्जाच्या बीजातून तो निर्माण झाला आहे– गर्भाला जी जनुके मिळाली आहेत– बऱ्याच अंशी त्या अनुसारच मूल किती उंच होईल, त्याचा रंग कोणता असेल, त्याला अस्थमा अथवा मधुमेह होईल का? वगैरे ठरत

असते. पण रोपाची चांगली वाढ ही पाणी, सूर्यप्रकाश आणि खते यांच्या रूपाने त्याला किती लक्ष पुरवले जाते, यावरही अवलंबून असते. मी यापूर्वीच म्हटल्याप्रमाणे, व्यक्तीच्या मानसिक आणि बौद्धिक विकासासाठी तिच्या आई-वडिलांची स्वीकृती मिळणे िततकेच महत्त्वाचे असते, जितके बीजाच्या वाढीसाठी पाणी. शिक्षण, प्रशिक्षणादी पूरक गोष्टींची तुलना खतांशी करता येईल. सूर्यप्रकाश म्हणजे, ज्यामध्ये मूल वाढते, त्या समाजाची वा देशाची परिस्थिती. सूर्यप्रकाशाअभावी त्याच्या शोधात रोप ज्याप्रमाणे वेडे-वाकडे वाढते, तसेच प्रतिकूल सामाजिक परिस्थिती मुलाची बौद्धिक वाढ खुंटवते किंवा त्याच्या मानसिक विकासाला अनिष्ट वळणे देते.

वातावरण आणि वनस्पतीचा दृष्टांत फारसा उचित नाही. सूर्यप्रकाश किंवा खतांसारखी पूरके मिळत नाहीत याकारणाने वनस्पती आपली पर्याय निवडण्याची शक्ती वापरून दुसऱ्या जागी जाऊ शकत नाही. मनुष्य मात्र त्याच्या इच्छाशक्तीचा उपयोग करू शकतो.

परिस्थितीने आपल्याला कसे घडवले आहे हे जर माणसाला कळले, तर तो स्वत:ची पुनर्घटना करू शकतो, या विधानाच्या सत्यतेला मानवाचा इतिहास साक्षी आहे. संगणकाच्या परिभाषेत सांगायचे तर, आपली प्रणाली कशा पद्धतीने लिहिली गेली आहे हे एकदा माणसाला कळले, की मग तो ती पुन्हा लिहू शकतो. एवढेच काय, या पुनर्घटनेच्या आणि प्रणाली पुनर्लेखनाच्या कामात तो इतर अनेकांना मदतही करू शकतो. शारीरिक उंची व आरोग्य, पैसा अथवा सामाजिक स्थान, शिक्षण किंवा प्रोत्साहन या गोष्टींचा अभाव असतानादेखील काही लोकांना यश मिळवण्यात कुठलाही अडथळा आला नाही. अशी अनेक उदाहरणे वेळोवेळी समोर आलेली आहेत.

शिवाजी महाराज, नेपोलियन, लॉईड जॉर्ज, लाल बहादूर शास्त्री या लोकांची लहान चण त्यांना आयुष्यात उच्च स्थान प्राप्त करण्यापासून रोखू शकली नाही. कुरूपता मलिक महंमद जयासींना महान कवी किंवा डेमोस्थेनिस (Demosthenes) ला (तो बोलताना अडखळतही असे) महान वक्ता होण्यापासून रोखू शकली नाही. जुलमी समाज ज्ञानेश्वर, चोखा मेळा, तिरुप्पन, कनकदास, (कुंभाराचा मुलगा असलेला) शालिवाहन आणि आपल्या काळातील बाबासाहेब आंबेडकर यांचे व्यक्तिमत्त्व फुलणे रोखू शकला नाही.

दोन वेळ पोटभर जेवायलाही न मिळणाऱ्या कुटुंबातील मुलांनी यशाची शिखरे गाठलेली मी पाहिली आहेत. या मुलांचे नशिबच की त्यांचे पालक बाल-केंद्रित होते. भारताच्या अलीकडील इतिहासात अशी अनेक उदाहरणे आहेत. ईश्वरचंद्र विद्यासागर यांचे वडील इतके गरीब होते, की कलकत्त्यातील बुराबाजार येथे एका खोलीत राहण्यास गेल्यानंतर बहुतेक वेळा एकभुक्त राहून त्यांनी जीवन कंठले. ते बाल-केंद्रित होते. आपल्या मुलाला त्रास होऊ नये म्हणून, आपण स्वत: संध्याकाळी न जेवण्याची अनेक कारणे ते शोधून काढत. शिक्षणाच्या मिळालेल्या संधीचा पुरेपूर उपयोग करत असताना विद्यासागर यांनी मनापासून अभ्यास केला आणि त्यात शाळेत भरपूर बक्षिसे मिळवली. पुढे चालून एका अग्रगण्य महाविद्यालयाचे प्राचार्य होण्यापर्यंत त्यांनी प्रगती केली, अनेक पुस्तके लिहिली आणि आजतागायत ते आधुनिक भारतातील एक महानतम समाजसुधारक म्हणून ओळखले जातात.

थॉमस अल्वा एडिसन त्यांच्या शिक्षकांच्या मते एक ''धांदरट'' मुलगा होते. त्यांचे शालेय शिक्षणही जेमतेमच झाले. अल्बर्ट आईन्स्टाईन यांच्या शिक्षकांनी तर जाहीरच केले होते, की ''माझ्या पाहण्यातला हा कदाचित सर्वात मूर्ख मुलगा असावा.'' शाळेत असताना लुई पाश्चर हे ''एक सर्वसामान्य बुद्धीचा मुलगा'' म्हणून ओळखले जात. सन १८४२ मध्ये कॉलेजात असताना, रसायनशास्त्रातील त्यांची प्रगती ''सुमार'' समजली जात असे. शाळेची वेळ झाली, की हमखास गायब होणारे प्रफुल्लचंद्र राय, ''एक उनाड मुलगा'' म्हणून ओळखले जात. पुढे चालून अमेरिकेतील हार्वर्ड विद्यापीठातून जैवरसायनशास्त्रात पी. एच्. डी. मिळवणारे यल्लाप्रगादा सुब्बराव मॅट्रिकच्या परीक्षेत दोन वेळा नापास झाले होते.

या सर्व लोकांना पुढे चालून उच्च प्रगती करणे कसे शक्य झाले असावे?

■

४

आत्मसन्मान विकसित करण्यामध्ये स्वीकृतीचे स्थान

थॉमस अल्वा एडिसन त्यांच्या शिक्षकांच्या मते एक "धांदरट" मुलगा होते आणि जेमतेम तीन एक महिन्यानंतर, वर्गात अगदी तळाला असलेल्या थॉमस यांना शाळेतून काढून घ्यावे लागले होते. अशाप्रकारे अधिकारपदावरील एका व्यक्तीने, त्याच्या शिक्षकांनी, एक अस्विकृतीची भावना लहानग्या थॉमसपर्यंत पोहोचवली होती. पण तरीही त्या मुलाच्या आत्मसन्मानास धक्का लागला नसेल, तर याचे श्रेय त्याच्या आईने त्याला दिलेल्या संपूर्ण स्वीकृतीला दिले पाहिजे. तिला आपल्या मुलाच्या बुद्धीमत्तेवर एक सुप्त विश्वास होता. "थॉमस मला माहीत आहे, आज जरी तुझी कामगिरी चांगली नसली, तरी एक दिवस ती नक्कीच उत्तम होईल." असले काहीही ती बोलली नाही. तिचा मुलगा चांगला आणि लायक *होताच*, फक्त हे सत्य जगाने ओळखलेले नव्हते, असा तिचा ठाम विश्वास होता. एक ना एक दिवस जगाला हे कळेलच. तिने तिच्या मुलाला घरीच शिकवले आणि शास्त्रज्ञ होण्याच्या त्याच्या *ध्येया*साठी त्याला प्रोत्साहन दिले. एवढेच नव्हे, तर प्रयोग करण्यासाठी आणि स्वतः विविध गोष्टी शोधून पाहण्यासाठी त्याला पुरेसे *स्वातंत्र्य* दिले.

या मुलाची प्रयोगशीलता कधी-कधी हास्यास्पद देखील ठरत असे.

एकदा अंडी उबवण्यासाठी कोंबडीप्रमाणे स्वत: त्यांवर त्याने बसून पाहिले! सोडीयम बायकार्बोनेट हा मुख्य घटक असलेली एक भुकटी (Seidlitz) एकदा त्याने घरातील नोकराला खाऊ घातली. त्या भुकटीमुळे जे वायू निर्माण होतात, त्यांच्या योगाने तो उडू शकतो किंवा कसे, हे त्याला बघायचे होते. या वेळेला मात्र त्याची चांगली खरडपट्टी निघाली. तो मग तळघरात जाऊन बसला. त्याच्या जिज्ञासू वृत्तीमुळे, तिथेच त्याची एक छोटीशी प्रयोगशाळा तयार झाली!

एक आद्य भारतीय उद्योगपती प्रफुल्लचंद्र राय, यांना लहानपणी शाळा अजिबात आवडत नसे. शाळेची वेळ झाली, की ते हमखास गायब होत असत. या पळपुट्या "पंडिताला" शोधायला मग शिक्षकांना गावभर फिरावे लागत असे.

तो मुलगा कधी एखाद्या झाडाच्या फांदीवर तर कधी घरामागील तलावाजवळ लपलेला आढळे. शिक्षकांनी जर त्याचे वडील हरीशचंद्र राय यांच्याकडे त्याच्याबद्दल कधी तक्रार केली, तर ते हसत आणि म्हणत, "एकदा का त्याची पुस्तकांशी जवळीक निर्माण झाली, की त्याला श्वाससुद्धा घ्यायला फुरसत मिळणार नाही. तुम्ही बघाल माझा फुनु (प्रफुल्लचंद्रांचे लाडाचे नाव) माझा सर्वात शहाणा मुलगा म्हणून ओळखला जाईल." (पहा : नबगोपाल घोष लिखित *प्रफुल्लचरित*). पुढल्या आयुष्यात मुलाने वडिलांची भविष्यवाणी खरी ठेवली. हरीशचंद्र राय यांनी छोट्या प्रफुल्लला स्वीकृतीपेक्षाही अधिक सकारात्मक असे काहीतरी दिले होते– सन्मान!

अल्बर्ट आईन्स्टाईन यांच्या शिक्षकांनी देखील एक भविष्यवाणी उच्चारली होती. ती खरी ठरली नाही याचे कारण म्हणजे ती उच्चारणाऱ्या शिक्षकांबद्दल आईन्स्टाईन यांना प्रेम आणि आदर नव्हता. पण त्यांच्या आईने उच्चारलेली भविष्यवाणी मात्र खरी ठरली. लहान असताना आईन्स्टाईनना निर्बुद्ध समजले जाई. कधी-कधी तर त्याला शिक्षा म्हणून वर्गाबाहेरही काढले जाई. सहलीला किंवा बाहेर फिरायला गेल्यावर, अल्बर्टच्या वागण्याबद्दल नातेवाईक मंडळींकडून कडक शेरेही मारले जात. हा मुलगा मतिमंद आहे असे बऱ्याच जणांचे मत होते! अल्बर्टच्या जिज्ञासू मनात आलेले अनेक प्रश्न त्याच्या शिक्षकांकडून दाबले जात. एकदा त्याच्या गणिताच्या शिक्षकांनी शाळा संपल्यावर

त्याला सांगितले, "हे पाहा अल्बर्ट, मी तुझ्या प्रश्नांना कंटाळलो आहे. माझ्याजवळ त्यांची उत्तरे नाहीत. मला वाटते तू शाळा सोडलीस तर बरे होईल. नाहीतरी तू आयुष्यात काही विशेष करू शकणार नाहीयेस."

हे शेवटचे वाक्य म्हणजे अल्बर्टच्या भविष्याबद्दल त्याच्या शिक्षकांनी उद्गारलेली भविष्यवाणीच जणू होती. अस्विकृती दर्शवणारे अगदी कठोर शब्द होते ते. हे कठोर शब्द अल्बर्टला मानसिकदृष्ट्या पंगु करू शकले नाहीत कारण त्याला जिच्याबद्दल प्रेम आणि आदर होता त्या त्याच्या आईने वेगळीच भविष्यवाणी केलेली होती. ती त्याच्यावर प्रेम करत असे आणि त्याला खूप महत्त्व देत असे. तिचा तिच्या मुलावर खूप विश्वास होता. ती नेहमी म्हणायची, "तो विचार करतो, म्हणून तो शांत असतो. जरा थांबा आणि पाहा. अल्बर्ट एके दिवशी मोठा विद्वान होईल."

ही भविष्यवाणी उच्चारताना आई अत्यंत प्रभावीपणे आपली स्वीकृती मुलापर्यंत पोहोचवत होती. अल्बर्टच्या जिज्ञासू मनात उमटलेल्या प्रश्नांची उत्तरे त्याचे शिक्षक देत नसले तरी त्याचे काका जेकब हे मात्र देत. ते त्याला गोष्टी सांगत आणि अंकगणितासारखे विषयही त्याच्या दृष्टीने रसपूर्ण करत. अशाप्रकारे ज्यांच्याबद्दल अल्बर्टला प्रेम होते, त्या आई व काकांची स्वीकृती त्याचा आत्मसन्मान विकसित करण्यात साह्यभूत ठरली. पुढे एस्. एस्. सी. च्या पातळीवरील परीक्षेत गणितात नापास झाल्यावर, याच आत्मसन्मानाने त्याला तारले.

यल्लापगादा सुब्बरावांच्या बाबतीत, आत्मसन्मान खूप कमी असल्यामुळे लहान वयात त्यांची कामगिरी फारच निकृष्ट होती. खूप मुले असल्यामुळे आपली स्वीकृती त्यांच्यापर्यंत पोहोचवण्याइतका वेळच त्यांच्या आईकडे नव्हता. मॅट्रिकच्या परीक्षेत हा मुलगा दोन वेळा नापास झाला. तिसऱ्या प्रयत्नात परीक्षेच्या काही दिवस आधी आईने त्यांना थोडे पैसे दिले आणि म्हणाली, "हे तुझे राजामुंद्री (परीक्षेचे गाव) पर्यंतच्या भाड्याचे पैसे आणि तुझी परीक्षा फी." मुलाला आश्चर्य वाटले. "पण आई तू कुठून आणलेस हे पैसे?" त्याने विचारले.

तेव्हा मग आईने सांगितले की त्यासाठी तिने तिच्या सोन्याच्या बांगड्या विकल्या आहेत. आतापर्यंत सुब्बरावना असे सारखे वाटायचे की आपली आई आपल्याबाबतीत फारच कठोर आहे, तिला आपली काही काळजीच नाही. पण आज पहिल्यांदा त्यांना आपल्या आईची

स्वीकृती जाणवली. आपल्या आईने आपल्याला स्वीकारले आहे आणि ती आपली काळजी करते, याबद्दल आणखी कुठला पुरावा त्या मुलाला हवा असणार? आईचा हा त्याग आणि आपण तिला हवे आहोत ही भावना सुब्बुसाठी उत्तम कामगिरी करण्यास पुरेशी होती आणि तिसऱ्या प्रयत्नात तो मॅट्रिक पास झाला. त्यानंतर, सतत प्रतिकूल परिस्थितीशी झगडा करावा लागूनही सुब्बराव हार्वर्ड विद्यापीठात शिकले आणि जैवरसायनशास्त्रात (Biochemistry) त्यांनी तिथली पी. एच. डी. मिळवली. अमेरिकेतील लेडर्ल लॅबोरेटरीत संशोधन संचालक या प्रतिष्ठेच्या पदापर्यंत त्यांनी झेप घेतली.

प्राचीन भारतात, विद्वान कुटुंबांमधील मुलांना झोपवताना, "शुद्धोसी, ततः. बुद्धोसी, ततः." असे म्हणत असत. (माझ्या बाळा, तू शुद्ध आहेस. तू बुद्धिमान आहेस.) माताच हा संदेश देत असल्यामुळे, मुलांना सर्वाधिक प्रिय असणाऱ्या व्यक्तीकडून मिळणारा हा संदेश मुले सहजच आत्मसात करत. हे शब्द स्वीकृती (आणि सन्मान) पोहोचवतात यात काय संशय? मातेची या शब्दातली स्वीकृती मुलांमध्ये आत्मसन्मान विकसित करण्यास साह्य करत असे.

स्वीकृती हीच सर्वोत्तम भेट आहे.

लहान मुलामध्ये आत्मसन्मान विकसित होण्याच्या दृष्टीने, जी व्यक्ती त्याचे प्रेम व आदरास पात्र असते तिची स्वीकृती अत्यंत

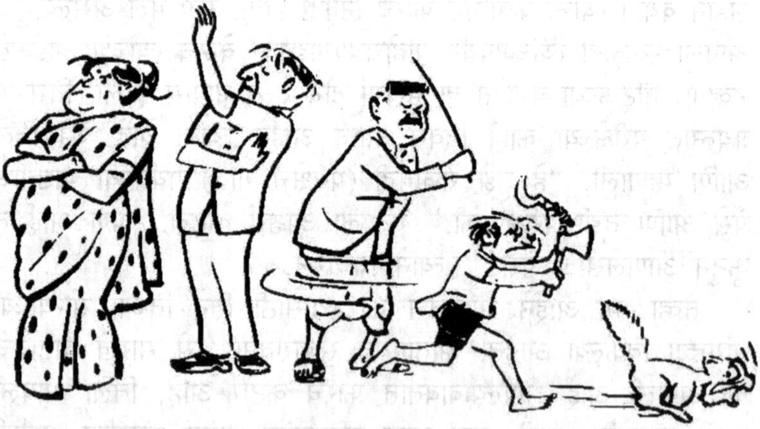

महत्त्वाची असते. मुलांना सहसा त्यांचे आई-वडील हे गुरुजन किंवा मित्रांपेक्षा अधिक प्रिय असतात (तरुण वयात यात थोडाफार फरक पडू शकतो), त्यामुळे त्यांची स्वीकृती ही त्यांच्यात आत्मसन्मान विकसित होण्याच्या दृष्टीने अत्यंत महत्त्वाची असते. आत्मसन्मानाअभावी, मुले जर आपल्या निकृष्ट कामगिरीबद्दल दुसऱ्यांना जबाबदार धरणारी असली, तर ती हिंसाचाराकडे आणि स्वत:च्या दु:स्थितीसाठी स्वत:लाच जबाबदार धरणारी असली, तर पलायनवादाकडे, सहजच वळू शकतात.

अंगुलीमाल – एक स्वयंसिद्ध भाष्य

श्रवस्तीचे राजपुरोहीत गर्गाचार्याच्या घरी जेव्हा अंगुलीमालांचा जन्म झाला, तेव्हा एका विद्वान ज्योतिषाने भविष्य वर्तवले, की हा मुलगा मोठेपणी एक चोर होईल आणि त्याच्या आसपासच्या लोकांना घातक ठरेल. वडिलांनी ही वार्ता राजा प्रसनजित याला सांगितली आणि राज्यहिताच्या दृष्टीने मुलाला मारून टाकण्याची तयारी दर्शवली. गौतम बुद्धांचा अनुयायी असलेल्या प्रसनजिताची मानवाच्या अंत:करणाच्या शुद्धतेवर श्रद्धा असल्यामुळे त्याने मुलाचा जीव घेण्याची परवानगी नाकारली. एक चांगला नागरिक होण्याच्या दृष्टीने त्या मुलाला उत्तम शिक्षण देण्यात यावे, असे त्याने सुचवले. पण मुलगा मोठा होत असताना अस्विकृतीचे एक प्रचंड ओझे त्याच्या मनावर राहिले. पुढे चालून अहिंसक नावाचा तो मुलगा, तक्षशिलेला गेला आणि त्याने वेद आत्मसात केले. गुरु सदैव त्याची स्तुती करत असत. त्यामुळे त्यांच्या इतर शिष्यांना अहिंसकाबद्दल मत्सर वाटत असे. त्यांनी मग गुरुचे कान भरण्यास सुरुवात केली. त्यांच्या बोलण्याला बळी पडून– तो मुलगा त्याच्या आसपासच्या लोकांसाठी धोकादायक असल्याचे भाकित होतेच– गुरुंनी त्याला गुरुकुलातून काढून टाकले.

आता ते भाकित “खरे” ठरल्याने बापानेही मुलाला स्वीकारण्यास नकार दिला. अहिंसक मग श्रवस्तीजवळच्या एका जंगलात राहू लागला आणि दरोडेखोर बनला. पालक आणि गुरुजनांनी मिळून भविष्यवाणी खरी ठरवण्याची ही गोष्ट आहे. (धम्मपदातील परमथ्थदीपनी वर ही गोष्ट आधारित आहे.)

अनेक वर्षानंतर, अहिंसकाने अनेक हत्या आणि चोऱ्या करून

अंगुलीमाल या नावाने दुष्कीर्ती मिळवली होती. अशातच एके दिवशी भगवान बुद्ध त्या जंगलातून जात होते. "थांब हे साधो," असे म्हणून अंगुलीमाल आपला कोयता उगारून त्यांच्या मागे धावला.

भगवान बुद्धांनी स्मित केले व म्हणाले, "मुला, मी फार पूर्वीच थांबलेलो आहे (माझा शोध कधीच थांबलेला आहे). तूच सतत पळतो आहेस."

"मला तुझी बोटे हवी आहेत," अंगुलीमाल म्हणाला.

"तुला जर त्यामुळे समाधान मिळणार असेल तर जरूर घे बाळ," बुद्ध म्हणाले.

अंगुलीमालाला अशा उत्तरांची, प्रेम आणि ममतेची सवयच नव्हती. "तुझ्या बोटांबरोबरच तुझे प्राणही मी घेणार आहे," तो म्हणाला.

"तुला त्यामुळे मनःशांती मिळणार असेल, तर अवश्य घे," बुद्ध उत्तरले. "पण बेटा, तू तुझा शोध थांबवलास तरच तुला तुझे समाधान मिळेल, शांती मिळेल."

आणि त्याक्षणी एक महान कायापालट घडून आला. ज्याक्षणी त्याला स्वीकारले गेले, (तो गुन्हेगार असूनही) कुठल्याही अटींविना आणि तेही गौतम बुद्धासारख्या अलौकिक व्यक्तीकडून, त्या क्षणी अंगुलीमाल आत्मसन्मान शिकला. तो प्रेम करण्यास शिकला आणि नंतर इतरांना मदत करण्यास शिकला.

गुरुची स्वीकृती पालकांच्या स्वीकृतीपेक्षा जास्त समर्थ ठरल्याचे हे एक उदाहरण होय. क्वचितप्रसंगी पालक किंवा ज्या लोकांमध्ये ते वाढते त्यांच्यापेक्षा, मुलावर एखाद्या गुरुचा प्रभाव पुष्कळच अधिक असू शकतो. विशेषतः काही कारणाने आई-वडील मुलाला जास्त वेळ देऊ शकत नसतील आणि गुरुला मुलाचा मनापासून लळा लागला असेल, तर असे घडू शकते. डिब्जच्या गोष्टीत, त्याच्या बाबतीत त्याचे आई-वडील जे साध्य करू शकले नाहीत, ते व्हर्जिनिया ॲक्सलाईन ही समुपदेशिका करू शकली. गौतम बुद्धांप्रमाणेच हजारो, लाखो लोकांच्या जीवनावर प्रभाव टाकणारे, अनेक गुरु इतिहासात होऊन गेले आहेत. भगवान महावीर, येशू ख्रिस्त, कन्फ्युशस, आदि शंकराचार्य, संत ज्ञानेश्वर, संत तुकाराम, स्वामी विवेकानंद आणि महात्मा गांधी अशी काही उदाहरणे सांगता येतील.

तेरा ते एकोणीस या वयोगटातील, घरात पूर्णपणे स्वीकृती न मिळालेली मुले त्यांच्या पालकांपेक्षा त्यांच्या समवयस्कांच्या खूपच जास्त प्रभावाखाली असू शकतात. लहान मुलाला आत्मसन्मानरूपी 'खडका'चा आधार देण्याचा काळ म्हणजे आयुष्याची सुरुवातीची काही वर्षे.

डॉ. बाबासाहेब आंबेडकर त्यांच्या विद्यार्थीजीवनात आणि कारकिर्दीच्या काळात, अस्विकृतीचे, नाकारले जाण्याचे धक्के सहन करू शकले, याचे मुख्य कारण म्हणजे ते लहान असताना त्यांचे वडील रामजी सकपाळ यांनी त्यांना आत्मसन्मानरूपी खडकाचा आधार पुरवला होता.

स्वीकृती देण्यास साह्यभूत ठरलेली भविष्यवाणी

डॉ. बाबासाहेब आंबेडकरांना त्यांच्या जातीमुळे अनेक अडचणींचा सामना करावा लागला होता. पण एका भविष्यवाणीने त्यांच्या आयुष्यात बजावलेल्या महत्त्वाच्या भूमिकेला आवश्यक ते महत्त्व फारसे कुणी दिलेले नाही. रामजी सकपाळ सैन्यात सुभेदार मेजर या हुद्यावर होते. ते महू (मध्य प्रदेश) येथे असताना, संन्यास घेतलेल्या त्यांच्या एका काकांचे त्या गावात येणे घडले. रामजींनी त्यांना आपल्या घरी येण्याची विनंती केली असता त्यांनी ती नाकारली आणि म्हणाले, "संन्याशाला सगळी घरे सारखीच असतात."

पण त्या संन्याशाने रामजीला एक आशीर्वाद मात्र दिला. तो म्हणाला, "ज्याचे सर्व जगभर नाव होईल, असा एक पुत्र तुला होईल." पुढील काळात रामजी, त्यांची पत्नी भिमाबाई आणि बहीण मीरा यांनी संन्याशाने उच्चारलेल्या या शब्दांवर एक सुप्त श्रद्धा कायम ठेवली. याचा परिणाम म्हणजे, भीमाला त्याच्या आई-वडील आणि नातेवाईकांकडून स्वीकृतीपेक्षाही अधिक काही-सन्मान- मिळाले. त्यांचा आत्मसन्मान विकसित होण्यात या गोष्टीची मदत झाली.

महाभारतात आपल्याला आढळते की, सत्शील आणि दानशूर कर्णाला स्वार्थी आणि अहंमन्य दुर्योधनाविषयी खूपच प्रेम होते. याचे कारण म्हणजे, कर्ण शूद्र कुळातील असूनही, समस्त पांडव व कौरवांपैकी फक्त दुर्योधनानेच त्याला संपूर्ण स्वीकृती दिली होती. त्याने कर्णाला अंग देशाचे राज्य देऊन त्याचा बहुमानही केला होता. स्वीकृतीच्या रूपाने कर्णाला मनापासून हवी असलेली भेट दुर्योधनाने दिली होती.

पालकांनी दर्शवलेली स्वीकृती मुलामध्ये आत्मसन्मान विकसित होण्यात एक महत्त्वाची भूमिका बजावत असते. "गोपाळ? तो जरा मठ्ठच आहे." यासारखी पालकांनी निष्काळजीपणाने केलेली विधाने सहसा मुलांवर फार मोठा वाईट परिणाम करून जातात. अशी विधाने स्वयंसिद्ध भाष्यांसारखे कार्य करतात. मुलांपर्यंत सन्मान कसा पोहोचवावा याबद्दल चर्चा करताना या विषयावर आपण अधिक बोलू.

स्वीनी (Sweeny) यांचा चमत्कार

वरिष्ठ अधिकाऱ्याने दिलेली स्वीकृतीमुळे ज्याचा आत्मसन्मान विकसित झाला आणि त्यानंतर ज्याने खूप प्रगती केली, अशा एका तरुणाची कथा आता ऐका.

ट्युलेन विद्यापीठातील औद्योगिक व्यवस्थापन आणि मानसरोगचिकित्सा (Industrial Management and Psychiatry) या विषयाचे प्राध्यापक झालेले जेम्स स्वीनी, हे तिथल्या जैव-वैद्यकीय संगणक केंद्राचे (Bio-medical Computer Center) प्रमुख होते. जॉर्ज जॉन्सन, हा एक अत्यंत अल्पशिक्षित निग्रो तरुण इस्पितळात एक हरकाम्या म्हणून काम करत असे. जॉर्जची कामावरील निष्ठा पाहून डॉ. स्वीनी इतके प्रभावित झाले, की त्याला संगणक कर्मचारी म्हणून काम करण्याची संधी द्यावी असे त्यांना वाटले. पन्नास व साठच्या दशकांमध्ये अमेरिकेत काळ्या लोकांच्या बाबतीत वर्णभेद खूप मोठ्या प्रमाणावर होत असे. जॉर्जने जेव्हा परीक्षा दिली तेव्हा त्यात त्याने मिळवलेले गुण पाहता संगणकच काय, पण साधा टाईपरायटरदेखील त्याला चालवता येणार नाही, अशी परिस्थिती होती.

या 'पुराव्या'वरून डॉ. स्वीनींचे अजिबात समाधान झाले नाही आणि जॉर्जला त्याचा अभ्यास पुढे चालू ठेवू देऊन आणखी संधी दिली नाही, तर राजीनामा देण्याची धमकी त्यांनी दिली. त्यामुळे मग तरुण जॉर्ज जॉन्सनला आणखी एक संधी देण्यात आली. डॉ. स्वीनींनी आपल्या शब्द आणि कृतीतून जी स्वीकृती जॉर्जपर्यंत पोचवली. तिच्यामुळे त्याचा आत्मसन्मान आणि आत्मविश्वास विकसित होण्यास मदत झाली. १९६५ साल उजाडेपर्यंत, जॉर्ज मुख्य संगणक केंद्र चालवू लागला होता आणि नव्या कर्मचाऱ्यांना प्रशिक्षण देण्याची जबाबदारी तो पार पाडत असे. (*स्वीनी यांचा चमत्कार*

: *लूक नियतकालिक,* नोव्हें. १६, १९६५)

आतापर्यंत मी काही उदाहरणे विदित केली. तुम्ही त्यातील काही एक जरी सखोलपणे अभ्यासलीत, तर तुमच्या लक्षात येईल, की ज्यांना स्वीकृती मिळालेली आहे, ते जीवनात यशस्वी झाले आहेत आणि समाधानी आहेत, त्याचबरोबर, जीवनात असमाधानी असणाऱ्यांकडे त्यासाठीची शेकडो कारणे आहेत.

पालकांनी त्यांच्या मुलांना स्वीकृती देण्यासाठी आणखी एका कारणाचा पुरस्कार मी करीन. आपली सामाजिक व्यवस्था आणि आपली शिक्षण व परीक्षा पद्धतदेखील अशी आहे, की शिक्षक वर्ग, समाज इ.कडून नाकारले जाण्यापासून तुमच्या मुलांचा बचाव करणे तुम्हाला शक्य नसते. शैक्षणिक मानसशास्त्राचा सखोल अभ्यास करून बी. एड्. आणि एम्.एड्.च्या परीक्षा पास करणारे शिक्षक आणि प्राचार्यही तरुणांना नाकारताना, आपली अस्वीकृती त्यांच्यापर्यंत पोहोचवताना मी स्वत: पाहिलेले आहेत. "हा मुलगा चाचणीत नापास झाला आहे हे तुम्हाला मी किती वेळा सांगू? त्याला प्रवेश देता येणार नाही." असे एका चार वर्षाच्या मुलाच्या वडिलांना एक प्राचार्य सांगत होते आणि या प्रसंगाचा मी साक्षीदार आहे.

एका अन्य प्रसंगात, माझ्या लाडक्या असलेल्या एका मुलाबाबत, त्याच्या उपस्थितीतच, एका शिक्षकांनी खालील शेरा मारला, 'अर्थातच त्याची कामगिरी घसरली आहे. याचा पुरावा म्हणून माझ्याकडे मासिक घटक चाचणीचा निकाल आहे. हा घ्या, बघा!"

म्हणूनच मी म्हणतो, की पालकांनी आपली स्वीकृती त्यांच्या मुलांपर्यंत पोहोचवण्याची खबरदारी घेतली पाहिजे आणि या गोष्टीचा फार बडेजाव करण्याची अजिबात गरज नाही. हे प्रकरण लिहीत असताना माझ्याकडे दोन पत्रे आली आहेत. मार्सेलस डिसूझा कळवितात की गोव्याहून प्रसिद्ध होणाऱ्या *हेरल्ड* या नव्वद वर्षे जुन्या दैनिकात त्यांची वार्ता संपादक म्हणून नेमणूक झाली आहे. अशा पदावर निवड होणारे ते कदाचित सर्वात तरुण व्यक्ती असावेत. नऊ वर्षापूर्वी ते बारावीच्या परीक्षेत अनुत्तीर्ण झाले होते.

मला आठवते, *पार्थ*मध्ये मी एक संपादकीय लिहिले होते, ज्याचे शीर्षक होते *मार्सेलस परीक्षेत नापास झाला.* त्या लेखाद्वारे मी त्याला

(आणि विविध परीक्षांमध्ये अनुत्तीर्ण होणाऱ्या त्याच्यासारख्या इतरांना) हा संदेश देऊ इच्छित होतो, की *त्याने स्वत:* जर या तात्पुरत्या अपयशाला कायमचे अपयश समजले नाही, तर जीवनात तो नक्कीच यश मिळवू शकेल. मार्सेलसचे नशिब म्हणून त्याच्या पालकांनी, विशेषत: त्याच्या आईने, त्याच्या अपयशानंतरही त्याला आपली स्वीकृती दिली होती.

या आठवड्यात मला सिकंदराबादच्या सुधीन्द्र पुट्टी या युवकाचेही आशावादी पत्र आले आहे. या तरुणावर बारावीच्या परीक्षेतील निकृष्ट कामगिरीचा (तो त्यात नापास झाला होता) इतका काही वाईट परिणाम झाला होता, की अगदी अंमली पदार्थ सेवनापर्यंत अनेक पलायनवादी विचार त्याच्या मनात घोळत होते. त्याच्या पालकांनी समजूतदारपणा दाखवला आणि स्वत:ची माथी फिरू दिली नाहीत. त्या कृतज्ञ मुलाने 'तुमच्या पालकांना समजून घ्या' या मथळ्याचा एक मोठा लेख पार्थसाठी पाठवला आहे.

तो लिहितो, 'आपले पालक हे आपले शत्रू आहेत, असा विचार आपण क्षणभरसुद्धा करायला नको. इतर कुणाहीपेक्षा ते आपल्याला अधिक चांगले ओळखत असतात. पापण्या ज्याप्रमाणे डोळ्यांचे अगदी बारीकशा धुलीकणापासून रक्षण करतात, त्याचप्रमाणे पालक त्यांच्या मुलांना सांभाळतात, त्यांचे रक्षण करतात आणि त्यांना जपत असतात.'

ही गोष्ट मी उद्‌धृत केली याचे कारण म्हणजे ही एक यशोगाथा होणार आहे असा मला विश्वास वाटतो. तरुण मुला-मुलींच्या दृष्टीने विशेषत: त्यांच्या आयुष्यातील या महत्त्वाच्या कालखंडात, आपल्या आई-वडिलांच्या स्वीकृतीचे किती मोठे मोल आहे, हेही त्याच्या शब्दातून आपल्याला कळते.

१९८८मध्ये मी एक निबंध स्पर्धा घेतली होती, ज्याचा विषय होता, 'जर आवडीप्रमाणे हवे तसे पालक मिळण्याची सोय असती, तर तुम्ही कुठल्या प्रकारचे पालक निवडले असते?' त्यामध्ये मला काही गमतीशीर मागण्या पाहायला मिळाल्या. मुंबईच्या केंद्रीय विद्यालय क. ३ मध्ये शिकणारा एक स्पर्धक आर. सरावन, याच्या मागणीतील काही वेचक भाग खाली देत आहे.

अ) शारीरिक मोजमाप–

वडिलांची उंची : ६' ५'' वजन : ७५ किलो
आकार : सडपातळ आणि रुबाबदार
रंग : गोरा. डोळे निळे असावेत.
आईची उंची : ५' १०'' वजन : ६६ किलो
आकार : सडपातळ, खूप गोरी, डोळे निळे असावेत.

ब) सामाजिक स्थान– एव्हरेस्ट शिखराहूनही उच्च.

परोपकारीपणा : कर्णासारखा (पण फक्त माझ्या एकट्यासाठी)
नीतिमत्ता : महात्मा गांधी आणि कस्तुरबा यांच्याप्रमाणे

क) आर्थिक स्थिती– अमाप श्रीमंत

ड) मानसिकता– अत्यंत क्षमाशील स्वभाव. मदर तेरेसांसारख्या उच्च प्रतीच्या जाणिवा. रोनाल्ड रेगन आणि गोर्बाचेव्ह यांच्यापेक्षाही अधिक चांगल्या, उत्तमोत्तम कल्पनांचे भांडार त्यांच्या जवळ असावे. त्यावेळेस हे दोघेही अनुक्रमे अमेरिका व रशियात सत्तेवर होते.)

इ) बुद्धिमत्ता– आदी शंकराचार्यांसारखी

फ) शहाणपणा– सॉलोमन राजापेक्षा अधिक.

हा उतारा इथे देण्याचे कारण म्हणजे परिपूर्णतेचे पाईक असणाऱ्या आणि आपल्या मुलांमध्ये अत्युच्च गुणच असावेत अशी अपेक्षा धरणाऱ्या पालकांना यामुळे जाग यावी. अशा पालकांना मला ही जाणीव करून द्यायची होती, की मुलांनादेखील परिपूर्णतेचा ध्यास लागू शकतो आणि आपल्या पालकांमध्ये अत्युच्च गुणच असावेत असे त्यांनाही वाटू शकते!

स्वीकृतीचा संदेश कसा पोहोचवावा

'बेटा, माझे तुझ्यावर प्रेम आहे. तू आहेस तसा मला स्वीकारार्ह आहेस' असे मुलाला आपल्या जवळ बोलावून म्हणून दाखवण्याची अजिबात गरज नाही. आपल्या स्नायूंची सुसूत्र हालचाल करून चालायला मूल शिकते, तेव्हा ते काही वेळा कदाचित धडपडेल. ते धडपडल्यावर कपाळावर आठ्या न पाडता आणि यशस्वी झाल्यावर स्मित हास्यासह, जी आई आपले बाहू पसरून त्याच्याजवळ शांतपणे बसलेली असते, ती त्याला आपली स्वीकृती पोहोचवत असते. मूल जेव्हा बोबडे बोलते

आणि निरर्थक शब्द उच्चारते, तेव्हा ते कौतुकाने ऐकणे आणि आपले कौतुक स्मितहास्यातून अथवा त्याला जवळ घेण्यातून त्याच्यापर्यंत पोहोचवणे, म्हणजे स्वीकृती देणे. मूल शाळेत जायला लागते, तेव्हा शाळेतल्या छोट्या-छोट्या गोष्टींबद्दल ते उत्तेजित होऊन बडबड करत असते. *त्याचे बोलणे सक्रियपणे ऐकून घेणे (त्याच्या बोलण्यात रस घेणे आणि त्याच्या भावना जाणणे) म्हणजे त्याच्यापर्यंत आपली स्वीकृती पोहोचवणे.* यात तुम्हाला कोणती तोशीस लागते?

आपली स्वीकृती मुलांपर्यंत पोचवण्याच्या शेकडो संधी तुम्हाला मिळू शकतात. तो जेव्हा प्रगतीपुस्तक घेऊन येतो तेव्हा. बाजारातून काही घेऊन येण्यास सांगितले असता त्याची फसगत होते तेव्हा. जेव्हा अनवधानाने तो जाजमावर शाई सांडतो तेव्हा. खेळाचा एखादा सामना हरून तो घरी येतो तेव्हा.

मुलाची कामगिरी जेव्हा चांगली होत नाही, तेव्हाच त्याला तुमचा आधार जास्त हवा असतो. अशा प्रसंगी नाउमेद करणारी वक्तव्ये मुलामध्ये न्यूनत्वाची भावना निर्माण करतात. सेप्पा, अरुणाचल प्रदेश, इथल्या जवाहर नवोदय विद्यालयातल्या छोट्या मंजू विशालच्या शब्दात सांगायचे तर 'श्री. न्यूनगंड यांचा प्रचार पालक अत्यंत चांगला करत असतात. अगदी जगभर शोधूनसुद्धा त्यांना आई-वडिलांपेक्षा चांगले प्रचारक मिळणार नाहीत.' (ऑगस्ट १९९२)

तुमचे कौतुक आणि प्रोत्साहन देणारे शब्द स्वीकृतीचा संदेश पोहोचवण्यामध्ये महत्त्वाचे असतातच, पण त्याहीपेक्षा महत्त्वाचे असते ते तुम्हाला मनापासून काय वाटते, ते. मुलांना ते जाणवते. शाळेतले पहिले प्रगतीपुस्तक आणतानाचा तुमच्या मुलाचा उत्साह तुम्हाला आठवतो का? ते प्रगतीपुस्तक पाहून बहुधा तुम्हाला धक्का बसला होता असे असू शकेल. तुमच्या अत्यंत हुशार मुलाला त्याच्या शिक्षकांनी खालची श्रेणी दिलेली होती. (शाळेतील विविध निकाल आणि शेजारच्यांचे व इतरांचे शेरे यामुळे त्यात शंका उत्पन्न होईपर्यंत तुम्हाला तुमचा मुलगा अत्यंत हुशारच वाटत असतो.) तुमचा भ्रमनिरास झाला होता आणि तुम्ही कष्टी झाला होतात. तुमचे प्रत्यक्ष शब्द काहीही असले, तरी मुलाला याची जाणीव झालेली होती. पुढच्या वेळी प्रगतीपुस्तक घेऊन येताना मुलगा जर उत्साही नसेल, तर त्याचा अर्थ स्वीकृतीचा संदेश

पोहोचवणे तुम्हाला जमत नाही.

आपल्या मुलाला यशस्वी बनवण्याकरता पालकांनी काय करायला हवे? या विषयावरील निबंध स्पर्धेत देहू रोड छावणी, पुणे, येथील केंद्रीय विद्यालय क्र. १ मधील कु. गायत्री हिने लिहिले होते, 'आपल्या पालकांना आपण जसे आहोत तसेच आवडतो, आपण मिळवलेल्या गुण व बक्षिसांमुळे नाही, अशी खात्री मुलांना वाटली पाहिजे. त्यांच्यावर कुठल्याही अटींविनाच प्रेम केले गेले पाहिजे.

आपल्या मुलांना यशस्वी कसे करावे, याप्रकारची कुठलीही पुस्तके ना हरीशचन्द्र राय (प्रफुल्लचन्द्र राय यांचे वडील) यांनी कधी वाचली होती, ना रामजी सकपाळ यांनी, ना आतापर्यंत उल्लेखलेल्या कुठल्याही पालकांनी. पण त्या सर्वांमध्ये एक समान धागा होता : ते बाल-केंद्रित होते. ते कुठल्याही गोष्टीकडे त्यांच्या लहान मुलांच्या दृष्टिकोनातून पाहू शकत असत आणि आपली स्वीकृती मुलांपर्यंत कशी पोहोचवावी, हे ते जाणून होते.

मुले जेव्हा तेरा ते एकोणीस या वयोगटात असतात, तेव्हा आपली

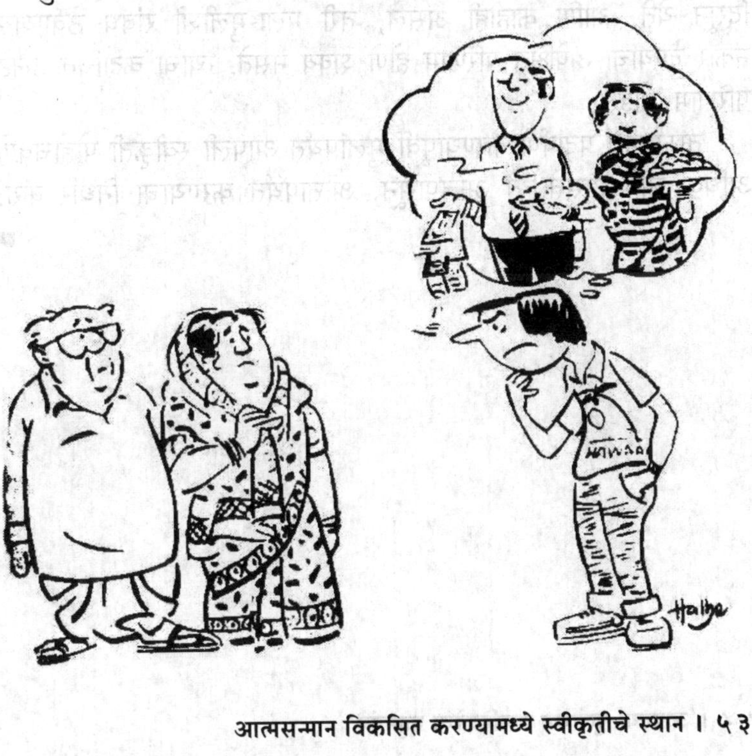

स्वीकृती त्यांच्यापर्यंत पोहोचवण्यात कसोटी लागते. वयात येताना आई-वडीलांपासून स्वतंत्र होणे, शिकण्याची काहीएक प्रणालीच जणू निसर्गाने बहुतेक प्राणीमात्रांमध्ये बसवलेली आहे. अधिक प्रगत प्राण्यांमध्ये (माकडे, चिंपाझी, गोरिला आणि मानव) ही गोष्ट अधिकच स्पष्ट दिसून येते. या वयात समवयस्कांची स्वीकृतीदेखील मुलांच्या दृष्टीने महत्त्वाची असते, हे पालकांनी लक्षात घेतले तर उत्तम. तो अथवा ती ज्या वातावरणात वावरत आणि कार्यरत असतात, त्यामध्ये त्यांचा स्वीकार होणे आवश्यक असते. समवयस्कांनी स्वीकारले नाही, तर अशी मुले कुढण्याची आणि एकलकोंडी होण्याची शक्यता असते. आपली मुले बिघडतील किंवा त्यांना वाईट सवयी लागतील, या भीतीने काही पालक त्यांना आपल्या समवयस्कांमध्ये मिसळण्यास मज्जाव करतात. तुम्ही जर आपल्या मुलांमध्ये खरा आत्मसन्मान विकसित केला असेल, तर ती अयशस्वी मुलांच्या कंपूपासून दूर राहतील आणि स्वत:शी जास्त मिळत्या-जुळत्या मुलांकडेच आकर्षित होतील. आत्मसन्मानाची पातळी कमी असेल, *तरच* समवयस्कांमध्ये एकरूप होऊन जाण्याची आणि त्यांचे अंधानुकरण करण्याची प्रवृत्ती ठळकपणे दिसून येते. आणि काहीही असले, तरी मुला-मुलींशी संबंध ठेवण्यास नकार देण्याचा अपेक्षित परिणाम होणे शक्य नसते. त्याचा कदाचित उलट परिणाम होईल.

तारुण्यात पदार्पण करण्यापूर्वी मुलांपर्यंत आपली स्वीकृती पोहोचवणे अधिक सोपे असते. ते आजपासून, आत्तापर्यंत करण्याचा निर्धार करा.

■

५

स्वायत्ततेमुळे आत्मविश्वास विकसित होतो

सुमारे दोन वर्षांपूर्वी माझ्या एका नातेवाईकांकडे गेलो असताना मी प्यायला पाणी मागितले. जवळच उभा असलेला एक तीन वर्षे वयाचा मुलगा माझ्याकडे पाहून तोंड भरून हसला. तो आत पळाला आणि हातात पाण्याचा ग्लास घेऊन आला. त्याने दिवाणखान्यात पाऊल ठेवायचा अवकाश, त्याचे वडील एकदम घाबऱ्या स्वरात म्हणाले, 'अरे, पाडशील.'

पुढच्याच क्षणी मुलाने तो ग्लास पाडला!

मी यापूर्वीच म्हटल्याप्रमाणे, आत्मविश्वासाचा जादुई दिवा *'तू हे करू शकणार नाहीस,' 'हे कसे करायचे, हे तुला माहीत नाही', 'तू याला पात्र नाहीस'* असे लिहिलेल्या विटांच्या अडथळ्यांच्या मागे असतो. काहीतरी साध्य करण्याच्या प्रयत्नात त्याला आलेल्या अपयशामुळे, यातील काही विटा त्याच्या मार्गात आलेल्या असतात हे तर खरेच. पण तुम्ही जर नीट पाहाल, तर तुम्हाला असे आढळून येईल, की जास्त विटा हे प्रेमळ आणि अति जपणारे पालकच टाकत असतात.

उपरोल्लेखित प्रसंगात प्रेमळ पित्याने, सद्‌हेतूपूर्वक तो मुलगा आणि त्याचा आत्मविश्वासाचा जादुई दिवा यांच्यामध्ये एक वीट टाकली होती. त्या विटेवर लिहिले होते, 'तू पाण्याने भरलेला ग्लास स्वयंपाकघरापासून दिवाणखान्यापर्यंत आणू शकत नाहीस.'

नंतर त्या वडिलांजवळ त्यांच्या वागण्याबद्दल माझी नाराजी व्यक्त केली असता, त्यांनी स्वत:चे समर्थनच केले. ते म्हणाले, 'अहो, त्याला अजून स्नायूंच्या हालचालीत सुसूत्रता आणणे जमत नाही. त्याला पाण्याचा ग्लास स्वयंपाकघरातून दिवाणखान्यापर्यंत आणण्यास सांगितले, तर तो ग्लास फोडतोच. पण कदाचित स्वत:ला इजादेखील करून घेईल. ग्लास पायावर पडला तर?'

मी त्यांना सांगितले, की आत्मविश्वास विकसित करण्यासाठी, त्याने (कदाचित) फोडलेले ग्लास आणि कधीमधी झालेल्या किरकोळ जखमा, एवढी किंमत काही फार नाही.

आपल्या हाताने आंघोळ करू पाहणारा मुलगा

असाच पाच एक वर्षांचा, सिनियर के.जी.मध्ये शिकणारा एक मुलगा. एकदा आपल्या हाताने आंघोळ करायचा हट्ट धरून बसला होता. त्याच्या आईने हसून त्याच्या विनंतीकडे दुर्लक्ष केले आणि नेहमीप्रमाणे तिच्याच हाताने आंघोळ करण्यास त्याला सांगितले. "तो टबमध्ये बुडेल, किंवा स्वत:ला इजा करून घेईल." ती आई मला म्हणाली.

"पण तुम्ही एक गोष्ट विसरता आहात. तो आंघोळ करत असताना तुम्ही त्याच्यावर लक्ष ठेवू शकत नाही, असे नाही. उलटपक्षी, तुम्ही

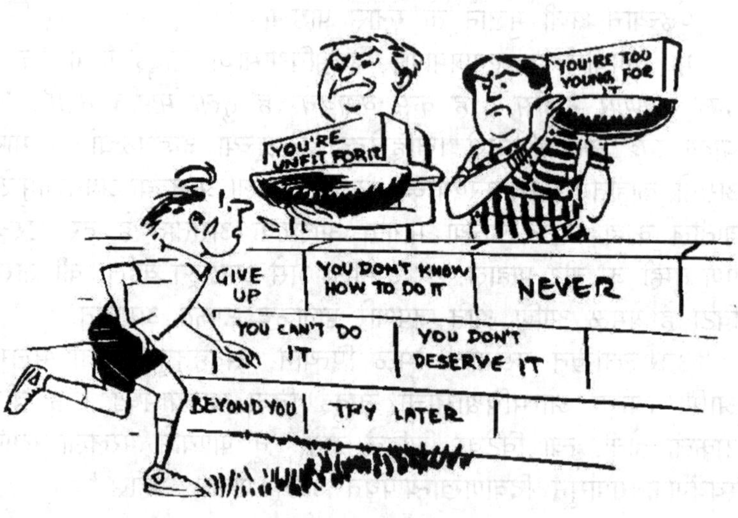

त्याच्याकडे बघावे असेच त्यालाही वाटत असणार. त्याच्या या स्वतंत्र कृतीला तुमची मान्यता मिळविण्यात तो उत्सुक असणार. त्याला ते तुम्हाला करून दाखववावेसे नक्कीच वाटणार.''

या प्रसंगात आईने, मुलाच्या मार्गात एक वीट टाकली होती आणि त्या विटेवर लिहिले होते, 'तू आपल्या हाताने आंघोळ करू शकत नाहीस.'

मुले (आणि खरेतर आपण सर्वच)

अ) आपल्या सभोवताली काय घडते आहे ते पाहण्यातून, त्याच्या निरीक्षणातून
ब) इतर लोकांचे बोलणे/रेडिओ/टीव्ही/व्हिडिओ इ. ऐकण्यातून
क) इतरांचे अनुकरण करण्यातून
ड) वाचता येऊ लागल्यावर वाचनातून
इ) प्रयोग करून पाहण्यातून आणि
फ) भोवतालच्या विश्वाचा धांडोळा घेण्यातून शिकत असतात.

आपल्या मुलांनी निरीक्षण, श्रवण,अनुकरण आणि वाचनातून शिकावे अशी पालकांची इच्छा असते. पण प्रयोग करून बघण्याच्या आणि शोध घेण्याच्या प्रयत्नात ती स्वत:ला इजा करून घेतील अशी भीती त्यांना वाटत असते. मुलांच्या शिक्षणाच्या या दोन वाटा ते सहसा बंदच करतात आणि असे करण्यातून मुलांच्या मार्गात आणखी काही विटा आणून टाकतात. आणि या विटांवर लिहिलेले असते, '*तू हे करू शकणार नाहीस.*' आणि '*हे कसे करायचे, हे तुला माहित नाही.*'

अति जपणूक म्हणजे स्वायत्ततेला नकार देणे

मुलांच्या आरोग्य आणि सुरक्षेबद्दल तुम्हाला काळजी वाटणे अगदी स्वाभाविक आहे. प्रयोग करून बघण्याच्या आणि शोध घेण्याच्या प्रयत्नात मुले स्वत:ला इजा करून घेऊ शकतात, हे देखील खरेच. या दृष्टीने योग्य ती खबरदारी घेण्याचा तुम्हाला पूर्ण अधिकार आहे. पण तुमच्या या काळजी घेण्याची परिणती, मुलाच्या अति जपणुकीत होऊ नये. त्याने आपल्या जीवनाचा ताबा घेण्यापासून किंवा स्वतंत्र अनुभव घेण्यातून आत्मविश्वास मिळवण्यापासून त्याला रोखण्यात होऊ नये.

प्रयोग करून बघणे, शोध घेण्याचा प्रयत्न करणे आणि सुरुवातीला लहान-सहान व नंतर अधिक अवघड कामे अंगावर घेऊन इतरांच्या फारशा मदतीशिवाय ती पार पाडणे, यातून मुलांमध्ये *तो हे करू शकतो, त्याला हे माहित आहे* आणि *तो याला नक्कीच पात्र आहे* ही भावना निर्माण होते.

होय, अगदी लहान बाळालादेखील ते काय करू शकते हे शिकण्याची मुभा असावी. चार-दोन शब्द उच्चारता आल्यानंतर मूल जेव्हा आरडाओरडा करते, तेव्हा ते त्याच्या स्वरयंत्राशी खेळत असते. खुर्च्या वगैरे हलवून जो नाद होतो (तुमच्या मते मोठा आवाज) , तेव्हा तो काय करू *शकतो* हे पाहून त्याला खूप उत्तेजना मिळते. हे जर तुम्ही त्याला करू दिलेत, तर त्याची '*मी हे करू शकतो*' ही भावना बळकट होईल. बाल-केंद्रित असणे याचा मला अभिप्रेत असलेला अर्थ असा आहे. कुठल्याही गोष्टीकडे मुलांच्या दृष्टिकोनातून बघायला शिका.

मुलांना प्रयोग करून बघण्याच्या आणि शोध घेण्याच्या माध्यमातून शिकण्याची मुभा द्यावी, हे वचन तोंडाने सांगणे सोपे आहे. ते अमलात आणणे अर्थातच कठीण आहे. घरी कुणी पाहुणे आलेले असताना मुलाला खुर्च्या सरकवून पहाव्याशा वाटल्या, तर तशी मोकळीक त्याला देणे तुम्हाला नक्कीच अवघड जाईल. शेजाऱ्यांनादेखील त्याचा त्रास होऊ शकतो. पण मुलांचे लक्ष इतरत्र वळवणे सोपे असते आणि सर्वच पालक हे जाणतात. मुलांना न रागावता दुसऱ्या कुठल्या तरी गोष्टीकडे तुम्ही त्यांना वळवू शकता.

मुलाने शेजाऱ्याच्या खिडकीच्या काचा फोडल्या असता, ते दगड तिला देण्याची विनंती त्या शेजाऱ्याला करणाऱ्या बाल-केंद्री आईची गोष्ट आपण मागे पाहिली होती. तिला तिच्या मुलाच्या खोड्यांची आठवण म्हणून ते दगड सांभाळून ठेवण्याची इच्छा होती. दगड फेकून 'धाड्', 'ठण्ण्', 'खळ्ळ' असले आवाज निर्माण करण्याच्या त्याच्या क्षमतेतून मुलाला आनंद मिळणे सहज स्वाभाविक आहे. पण तरीही, त्याला न रागावता, न मारता, असे करणे योग्य नाही हा संदेश त्याच्यापर्यंत पोहोचवण्याचा काहीतरी मार्ग पालकांनी शोधायला हवा. आई कदाचित असे म्हणू शकेल, 'तू फोडलेल्या काचेची किंमत आपल्याला द्यावी लागेल, आणि त्यामुळे तुला कबूल केलेले खेळणे आणणे मला शक्य नाही.'

मुलाच्या उपस्थितीतच ती आई शेजाऱ्याला भरपाईचे पैसे देऊ शकेल. कदाचित आवाज करणारे खुळखुळा, घंटी, डफली वगैरे प्रकारचे खेळणे ती त्याला घेऊन देऊ शकेल. कितीही राग आला तरीही, मुलांना मारणे मात्र टाळलेच पाहिजे. मुलाच्या स्व-प्रतिमेला, त्यामुळे तडा जातो. मुलाला जर फिरत्या पंख्यात हात घालून बघण्याची इच्छा झाली तर? तुम्ही गप्प राहून ते बघू शकणार नाही. पण असे काही केल्यास इजा होऊ शकते, हा संदेश त्याच्यापर्यंत पोहोचवण्याचे पुष्कळ मार्ग आहेत.

बाल्कनीतून वाकून पाहणारा मुलगा

आपल्या तीन वर्षांच्या मुलाला बाल्कनीतून वाकून पाहण्याची घातक सवय लागली आहे, असे एका आईच्या लक्षात आले. मुलाच्या मामाने त्या मुलाला शांतपणे समजावून सांगितले की असे केल्यास तो एखाद्या दिवशी खाली पडेल. 'मग काय झाले मामा? मी लगेच उठून पळत येईन की' मुलाने पटकन उत्तर दिले.

मामा क्षणभर गोंधळला आणि मग त्याने कपाटातून एक मातीचा जवान काढून मुलाला खेळायला दिला. थोड्याच वेळात अपेक्षित गोष्ट घडली. तो खेळण्यातला जवान मुलाच्या हातातून निसटून खाली फूटपाथवर पडला. मामा-भाचे मग खाली त्या जवानाला बघायला गेले. बाल्कनीतून आपण पडलो, तर काय होऊ शकते हे त्या मुलाला आता चांगलेच कळले. पण बाल्कनीतून वाकून पाहण्यापासून मुलाला परावृत्त करण्याचा हा मार्ग काही फार चांगला नाही. मुलगा त्यातून जो धडा घेईल, त्यात भीतीसुद्धा असेल.

प्रत्यक्ष जीवनातील घटनांमध्ये एखाद्या समस्येचे नेमके समाधान शोधणे कदाचित अशक्य असेल. अशा वेळेस मुलाच्या आत्मसन्मान आणि आत्मविश्वासाला त्यातल्यात्यात कमी धक्का पोहोचेल असा एखादा मार्ग स्वीकारावा लागेल. एकदा तुम्हाला मूळ तत्त्वे समजली, की मग तुमच्या समोरील समस्यांच्या तुम्ही शोधलेल्या समाधानांमध्ये तुम्हाला योग्य त्या सुधारणा आणता येतील.

रीडर्स डायजेस्ट मासिकात एकदा एक खरी घटना दिली होती. एक आई मुलाला घरात बंद करून इमारतीच्या आवारातल्या एका फेरीवाल्याकडून काहीतरी घेण्यासाठी खाली उतरली. थोड्याच वेळात आईला वरून मुलाने

आवाज दिला आणि म्हणाला, 'आई, मला खाली उडी मारायची आहे.'

अशा प्रसंगी त्या आईने काय करायला हवे होते? 'नाही' हा शब्दच जणू लहान मुलांच्या शब्दकोषात नसतो. ती जर म्हणाली असती, 'आता उडी मारू नकोस.' तर शक्यता अशी होती, की त्या मुलाने उडी ठोकलीच असती.

ती आई शांतपणे म्हणाली, "मी वर येतेच आहे. आपण दोघेही एकदमच उडी मारू या.'

मुलाने आई वर येण्याची वाट पाहिली आणि एक दुर्घटना टळली. पण त्यासाठी आईला खोटे बोलण्याचा आधार घ्यावा लागला.

म्हणूनच दैनंदिन जीवनातील प्रत्येक प्रसंगात पालकांना, कितीही इच्छा असली तरी पुस्तकी नियम लावता येत नाहीत. आत्मविश्वासाचा जादुई दिवा मिळवण्याच्या मुलाच्या मार्गात एकही वीट न राहू न देण्याच्या प्रयत्नात पालकांना यश मिळू शकत नाही. पण एकदा विटांचे अस्तित्व, त्या कुठून येतात व तुमच्या मुलाच्या मार्गात अडथळे कसे निर्माण करतात, याची जाणीव तुम्हाला झाली की मग मुलाला प्रयोग करणे आणि शोध घेण्यासाठीची स्वायत्तता देणे तुम्हाला सोपे जाते. 'तुम्हाला ज्या गोष्टीची भीती वाटते ती कराच, मग ती भीती निश्चित नाहीशी होईल,' असे मी तरुण मुला-मुलींना नेहमी सांगत असतो. पण पालकांनी स्वायतत्ताच दिली नाही, तर मुले धाडस आणि प्रयोग करणार कसे?

मुलांना स्वायत्तता आवडते, हे प्रत्येक आई-बापाला कळत असणारच. 'मागणीप्रमाणे पालक' या विषयावरील निबंध स्पर्धेत, निम्म्या मुलांनी तशी मागणी केली. नागपूरच्या कु. नॅन्सी अलेक्झांडरने लिहिले, 'आई-वडिलांच्या आज्ञेप्रमाणे वागणे आणि बोलणे भाग असलेली मुले, यापेक्षा स्वतंत्र बुद्धी असलेल्या व्यक्ती म्हणून आम्हाला मान देणारे आई-वडील मी मागेन.'

जमनाबाई नरसी शाळेच्या कु. पौरवी देसाईने लिहिले, 'मला माझ्यापुरत्या ठेवाव्याशा वाटणाऱ्या गोष्टींमध्ये माझ्या आईने ढवळाढवळ करू नये.'

आज एक तरुण अधिकारी असलेल्या कु. अपर्णा गौडने लिहिले होते, 'माझ्याशी बरोबरीच्या नात्याने बोलणारे पालक मला आवडतील.'

ज्या मुलाला मार्गदर्शनाची गरज असते, त्याला स्वायत्तता कशी द्यावी?

ज्या मुलाला मार्गदर्शनाची गरज असते, त्याला स्वायत्तता कशी देता येईल? असा प्रश्न कुणी विचारू शकेल. दोरीवरून चालणाऱ्या डोंबाऱ्याच्या मुलाचे उदाहरण मी मागे दिले होते. सुरुवातीला तो डोंबारी स्वत:च दोरीवरून चालेल आणि आपल्या उदाहरणावरून मुलाला तसे करण्यास शिकवेल. पण लवकरच मुलाला ते काम स्वतंत्रपणे करावे लागते आणि आपण पडलो तर आधार देण्यासाठी आपले पालक आहेत असा विश्वास त्याला मिळावा म्हणून आई अथवा वडील त्याच्या बरोबरीने खालून चालत असतात. दोरीवरून स्वतंत्रपणे चालायला लागल्यानंतरच, आपल्याला हे जमते असा आत्मविश्वास मुलाच्या ठायी येतो. मुले तेरा ते एकोणीस या वयोगटात पाऊल ठेवेपर्यंत सर्वच गोष्टींना हे तत्त्व लागू पडते.

मुले या वयोगटात आल्यानंतर मात्र आई-वडिलांना मार्गदर्शन आणि प्रेरणा देताना थोडेसे सावध राहावे लागते. एखादी गोष्ट अमलात आणताना कनिष्ठ सहकाऱ्याला, ही आपलीच कल्पना आहे किंवा या कल्पनेशी आपण सहमत आहोत असे वाटू दिले, तर इच्छित उद्दिष्ट साध्य करण्याच्या दृष्टीने त्याचे अधिक सहकार्य मिळते, हे तुम्ही जर अधिकारपदावर काम करत असाल, तर तुम्हाला नक्कीच माहित असेल. त्याचप्रमाणे, मुलाला जे ध्येय साध्य करण्यात खरोखरच रस वाटतो किंवा जे आपल्यावर लादले गेलेले नसून आपण स्वत:च ते आपल्यासमोर ठेवलेले आहे असे त्याला वाटू दिले जाते, त्या ध्येयाचा पाठपुरावा मुलगा अधिक उत्साह आणि निग्रहाने करेल.

तुमच्या मुलाचा (अथवा मुलीचा) आवाज गोड असेल आणि तो किंवा ती उत्तम गायक होऊ शकेल असे जर तुम्हाला वाटत असेल, तर गाणे शिक, अशी आज्ञा त्यांना अजिबात करू नका. तुम्ही त्याला एखाद्या संगीत-शिक्षकाकडे जाण्यासही सांगता कामा नये. गाणे कुठे शिकावे, हे त्यानेच तुम्हाला विचारायला लावण्यात तुमचे खरे कसब आहे. त्याने अथवा तिनेच प्रथम प्रश्न विचारायला हवेत. मग तुम्ही त्यांना उत्तरे देणे योग्य होईल. तुमच्या मुलाने संगीताचे धडे घेतल्यानंतर आणि तो खरेच चांगला गात असेल, तर मग तुम्ही त्याच्यावर

कौतुकाचा वर्षाव करू शकता, नव्हे तो तुम्ही केलाच पाहिजे. पण त्याला आत्मविश्वास प्राप्त होण्यासाठी एवढे पुरेसे नाही.

एकदा मी एका मुलाला दुसऱ्या मुलाला सांगताना ऐकले, 'शाळेच्या स्नेहसंमेलनात मी खऱ्या लोकांपुढे गाईन, फक्त आई-बाबांपुढे नाही. मला कसून सराव केला पाहिजे.'

आपली योग्यता नसेल तरीही पालक कौतुकच करतात याची सुप्त जाणीव या शब्दातून डोकावते. म्हणून, मुलगा गाणे शिकल्यावर आधी छोट्या अनौपचारिक श्रोतृवर्गापुढे गाण्यास तुम्ही त्याला प्रोत्साहन दिले पाहिजे. पुढच्या वेळी हा अनुभव त्याच्या पाठीशी असेल. तिसऱ्या कार्यक्रमात पहिल्या दोन वेळचा अनुभव जणू दोन सैनिकांप्रमाणे त्याच्या पाठीशी त्याचे रक्षण करण्यास उभा असेल. त्यानंतर, ज्याची त्याला भीती वाटत असते, ते मोठ्या श्रोतृवृंदापुढे गाणे, त्याने करायला

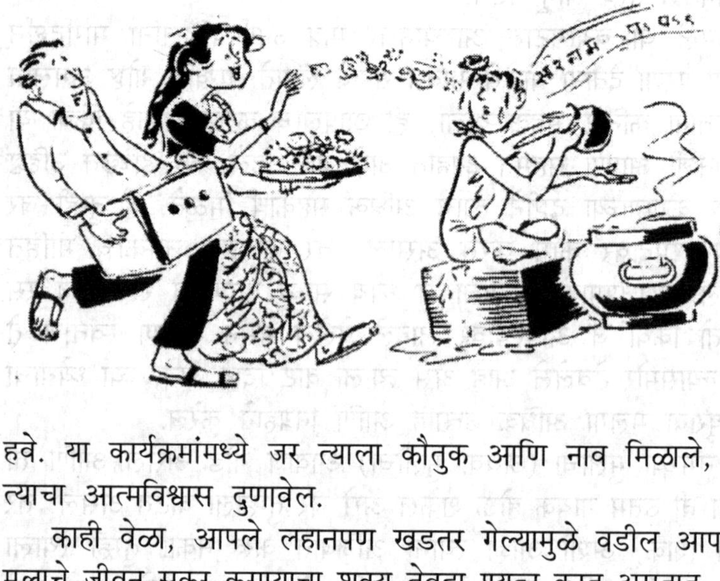

हवे. या कार्यक्रमांमध्ये जर त्याला कौतुक आणि नाव मिळाले, तर त्याचा आत्मविश्वास दुणावेल.

काही वेळा, आपले लहानपण खडतर गेल्यामुळे वडील आपल्या मुलाचे जीवन सुकर करण्याचा शक्य तेवढा प्रयत्न करत असतात. पण असे करण्यामुळे, संकटे व धोक्यांचा सामना करण्याच्या, आव्हाने पेलून त्यांवर मात करण्याच्या संधींपासून मुले वंचित राहतात. '*मलासुद्धा हे येते*' आणि '*मला हे माहित आहे*' अशा भावना निर्माण होण्याच्या संधी असे वडील मुलाला नाकारतात. नंतरच्या आयुष्यात जेव्हा अशा

मुलाच्या मार्गात अडथळे येतात, तेव्हा ती आव्हाने पेलणे त्याला अवघड जाते. इतरांच्या मदतीशिवाय काहीही साध्य न करता आल्यामुळे त्याला आत्मविश्वास मिळवणे कठीण जाते.

दोन-चार वेळा हातातून ग्लास पडल्यानंतर, पाहुण्यांसाठी पाणी घेऊन येणे मुलांना जमू शकते. अनेक वेळा अडखळून आणि धडपडूनच तर तो चालायला शिकला होता. बोबडे बोलून आणि पहिले काही शब्द बोलताना अडखळूनच तर तो बोलायला शिकला होता. आणि आणखी म्हणजे, मुलाला जर स्वायत्तता दिली, तर प्रत्येक अपयश त्याच्या यश मिळवण्याच्या निर्धाराला बळकटी आणू शकते.

स्वायत्तता त्याला एक निश्चित ध्येय पुरवण्यात साह्यभूत ठरू शकते.

मुलाला तुम्ही जर स्वायत्तता दिलीत, तर त्याचा अर्थ त्याला आपल्या आवडीचे ध्येय ठरवण्याचे स्वातंत्र्य आहे, त्याला आकर्षित करू शकणारी, त्याची भावनिक बांधिलकी असणारी कारकीर्द तो निवडू शकतो, असा होतो. कुठलेही उद्दिष्ट हे जीवनाचे निश्चित ध्येय बनायचे असेल, तर त्याप्रती भावनिक बांधिलकी असावी लागते आणि आधीच्या एका प्रकरणात मी सांगितल्याप्रमाणे, जीवनात जर मोठे यश मिळवायचे असेल, तर एक निश्चित ध्येय असणे आवश्यक आहे. एकदा का आत्मविश्वासरूपी जादुई दिवा तुमच्या हातात आला, की मग तुम्हाला 'विश' (WISH) करण्याचेच तेवढे काम उरते. मागेच दिल्याप्रमाणे, यशाचे सूत्र म्हणजे :

W x I x S x H = Success

इथे,

W म्हणजे - (Willpower) इच्छाशक्ती किंवा निर्धार

I म्हणजे - (Information base) ज्ञानसंचय किंवा माहिती संचय

S म्हणजे - (Set Purpose) निश्चित ध्येय आणि

H म्हणजे - (Hard work) कठोर परिश्रम.

अर्थात,

इच्छाशक्ती × ज्ञानसंचय × निश्चित ध्येय × कठोर परिश्रम = यश.

पण दुर्दैवाने, निदान तारुण्यात पदार्पण करणाऱ्या मुलांना भरपूर स्वायत्तता देणारे आई-वडील, त्यांना आपले उद्दिष्ट किंवा कारकीर्द निवडण्यासाठीची स्वायत्तता मात्र देत नाहीत. परिणामत:, वडीलधाऱ्यांनी त्यांच्यावर लादलेल्या उद्दिष्टांशी त्यांची भावनिक बांधिलकी सहसा निर्माण होत नाही. आणि तशी ती नसेल, तर ते उद्दिष्ट, त्यांचे ध्येय बनू शकत नाही. आणि मग निश्चित ध्येयाअभावी, धैर्य, निश्चय, इच्छाशक्ती किंवा निर्धार विकसित करणे अत्यंत कर्मकठीण.

रामायण या काव्यात रामाची कीर्ती वर्णन केलेली आहे. रामाचा एक मोठा सद्गुण म्हणजे त्याचा निर्धार. रामायणात वाल्मिकी नारदाला विचारतात, "हे मुनी, जो सत्शील आहे, जो सद्गुणी आहे, शूर आहे, ज्याला धर्म ज्ञात आहे, जो मदत करणाऱ्यांच्या प्रती कृतज्ञ आहे, सत्यवचनी आहे आणि ज्याचा निर्धार पक्का असतो, असा कुणी मानव आपल्याला ज्ञात आहे का?"

"होय," नारदमुनी उत्तरतात, "असा एक मानव मला माहीत आहे. अयोध्येचा राम. त्याचे गोडवे गा, हे वाल्मिकी." आणि अशा रीतीने रामायण लिहिले गेले.

रामायणात कवीने ठिकठिकाणी रामाच्या निर्धाराचे गुणगान केलेले आहे. पण रामाने एवढे निश्चयी बनण्याचे बरेचसे श्रेय त्याच्या वडिलांना जाते. दशरथ राजाने अनेक वर्षांपूर्वी आपल्याला दोन वर दिले होते हे दशरथाच्या महालात बोलवून कैकयीने रामाला सांगितले. त्या अनुसार आपल्या दोन इच्छा तिने रामाला सांगितल्या (१) भरताला राज्याभिषेक व्हावा आणि (२) रामाने १४ वर्षे वनवासात जावे. हे ऐकून दशरथाला तीव्र दुःख झाले आणि तो अवाक् झाला. त्याने वनवासास न जाण्याबद्दल मुलाची विनवणी केली. वडील आणि राजा या नात्याने तो रामाला आपले ऐकण्यास भाग पाडू शकला असता. पण त्याने तसे केले नाही. रामायणातील या वेळच्या संवादातून हे स्पष्ट होते, की या प्रसंगाच्या खूप आधीपासूनच रामाला स्वायत्तता दिली गेलेली होती.

महाभारतात भीष्म, अर्जुन आणि कर्ण या पात्रांचे गोडवे आपण गातो. या महान व्यक्ती त्यांच्या निश्चयीपणासाठी प्रसिद्ध होत्या. धनुर्विद्या शिकवण्याच्या आपल्या विनंतीचा सर्वांनीच अव्हेर केला, तरीही एक महान धनुर्धारी होण्याच्या निर्धारापासून न ढळणारा गरीब

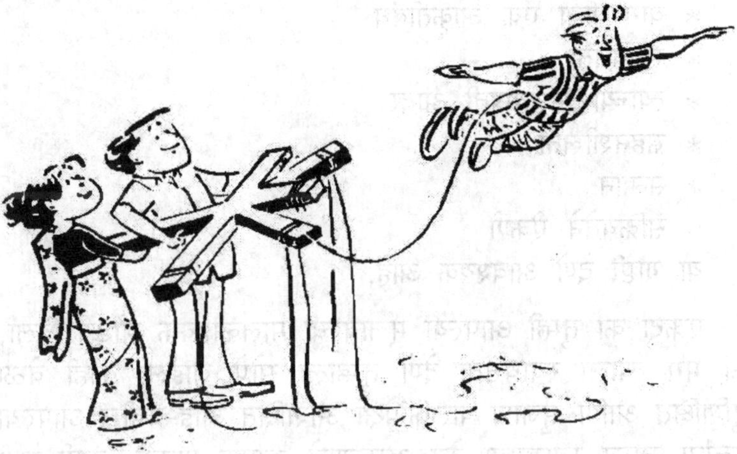

निषाद, एकलव्य, याच गुणामुळे अजरामर झाला आहे. तुम्ही कदाचित वाचले असेल, नंतरच्या काळात आपल्या पराक्रमाने त्याने खुद्द अर्जुन आणि द्रोण यांनाही चकित केले होते.

यश मिळवण्यामध्ये पक्का निर्धार (किंवा इच्छाशक्ती) असण्याचे महत्त्व अनंत काळापासून जाणले गेलेले आहे. निर्धार आणि निश्चित ध्येय, या दोन्ही गोष्टींचे उगमस्थान म्हणजे स्वायत्तता. त्यामुळे, तुमच्या मुलाने यशस्वी व्हावे असे तुम्हाला वाटत असेल, तर त्याच्या स्वायत्ततेचा मान तुम्ही राखायला हवा. महान स्वातंत्र्ययोद्धे वीर सावरकर, यांनी अंदमानातील सेल्युलर जेलमध्ये जन्मठेपेची शिक्षा भोगत असताना स्वातंत्र्यदेवतेचे गुणवर्णन करणारे एक अत्यंत सुंदर स्तवन रचले होते. ते म्हणतात, "हे भगवती, जीवनात जे जे उत्तम, उदात्त आणि अत्यंत मधुर असे आहे, त्याचा लाभ तुझ्या सान्निध्यात होतो."

या कवितेत सावकरांनी देशाच्या स्वातंत्र्याचा संदर्भ घेतलेला आहे. पण त्यांनी त्यात जे लिहिले आहे, ते व्यक्तिगत स्वातंत्र्य किंवा स्वायत्ततेलाही तेवढेच लागू होते.

तुमच्या मुलाला यशस्वी बनवणे

तुमच्या मुलामध्ये आत्मसन्मान, आत्मविश्वास आणि इच्छाशक्ती विकसित करण्याचे आणि त्याला यशस्वी बनवण्याचे हे एक सूत्र घ्या. तुम्हाला तुमच्या मुलाला–

* वागण्याचा एक आकृतीबंध
* स्वायत्तता
* त्याच्या निश्चयाप्रती आदर
* सहनशीलता
* सन्मान
* सक्रियतेने ऐकणे

या गोष्टी देणे आवश्यक आहे.

एकदा का तुम्ही आपल्या मुलावरचा मालकीहक्क सोडून दिला, की मग त्याला स्वायत्तता देणे तुम्हाला सोपे जाईल. काही वेळा सुशिक्षित आणि सुजाण पालकांपेक्षा अशिक्षित आई-वडील आपल्या मुलांना जास्त स्वायत्तता देत असल्याचे आपण पाहतो. कधी-कधी यामागे ज्योतिषशास्त्र किंवा ज्याच्याबद्दल आदर आहे अशा व्यक्तीने केलेले एखादे भाकीत, यावरची अंधश्रद्धा असते. हिंदू धर्मात (यात बौद्ध, जैन आणि शीखही आले) लोकांचा पुनर्जन्माच्या संकल्पनेवर विश्वास असतो. आत्मा अविनाशी आहे आणि तो पृथ्वीवर वारंवार जन्म घेत असतो वगैरे गोष्टी मी सांगत नाही. पण या संकल्पनेमुळे अनेक मुलांना स्वीकृतीपेक्षाही अधिक असा सन्मान, मिळाला आहे. पालकांनी मुलांच्या निश्चयाचा आदर राखण्यासही या संकल्पनेची मदत होते. आणि यामुळे त्यांची इच्छाशक्ती विकसित होऊन ती यशस्वी होतात.

स्वायत्ततेमध्ये मुलाच्या निश्चयाचा आदर अंतर्भूत असला, तरीही त्याचे महत्त्व अधोरेखित करण्याच्या हेतूने या सूत्रामध्ये, मी त्याचा वेगळा घटक म्हणून समावेश केलेला आहे. स्वीकृतीच्या ऐवजी मी सन्मान हा शब्द वापरला आहे. सन्मानात स्वीकृती आहेच, पण स्वीकृतीपेक्षाही अधिक सकारात्मक भावना त्यात आहे. ज्योतिषांच्या भविष्यवाणीच्या प्रभावामुळे शुद्धोधन आणि मायादेवी यांनी त्यांचा मुलगा सिद्धार्थ (गौतम बुद्ध) याला स्वीकृतीपेक्षा अधिक चांगला, असा सन्मान दिला. मायादेवीला एकदा एक स्वप्न पडले. त्याचा अन्वयार्थ देखील तिच्या पोटी एक महान विभूती जन्माला येणार आहे, असा लावण्यात आला.

तसेच, भगवान शंकरांनी स्वप्नात येऊन हा मुलगा अलौकिक असल्याचे सांगितल्यामुळे शिवगुरुंनी त्यांचा मुलगा शंकर याला खूप आदराने वागवले (पुढे हा मुलगा शंकराचार्य म्हणून नावारूपाला आला).

नंतरच्या आयुष्यात झाशीची राणी लक्ष्मीबाई झालेल्या मनकर्णिकेच्या भाग्यात राणीपद आहे, असे भविष्य वर्तविले गेले होते, असे म्हणतात. त्या भाकितामुळे त्या मुलीला एक चांगली स्व-प्रतिमा मिळाली.

सुब्बरावांच्या आईने त्यांना फक्त स्वीकृती दिली. रामजी सकपाळांनी एका भविष्यवाणीमुळेच भीमराव आंबेडकरांना सन्मान दिला. हरीशचन्द्र राय यांनी प्रफुल्लचन्द्रांना दिला तो सन्मान. अब्राहम लिंकन यांच्या सावत्र आईने त्यांना दिला तो सन्मान. कृतज्ञ लिंकननी तिच्याबद्दल असे म्हटले आहे की, "मी जो काही आहे आणि होण्याची आकांक्षा बाळगतो आहे, त्याबद्दल माझ्या या देवदूतासमान आईचा मी ऋणी आहे." नंतर स्वामी विवेकानंद म्हणून प्रसिद्ध पावलेल्या नरेन्द्राच्या आईने त्याला सन्मान दिला, याचे कारण म्हणजे त्याच्या रूपाने तिच्या घरात एक महान आत्मा जन्मला आहे अशी तिची श्रद्धा होती.

स्वायत्तता म्हणजे स्वयं-शासन. आधीच्या प्रकरणांमध्ये, हा शब्द मी स्वातंत्र्य या शब्दाच्या ऐवजी वापरलेला आहे, कारण मला हे स्पष्ट करायचे आहे की मुलांना *स्वातंत्र्य* किंवा *मोकळीक नव्हे, तर स्वयं-शासन* दिले पाहिजे. जबाबदारी आणि मोकळीक या गोष्टी स्वायत्ततेच्या संकल्पनेत जोडीनेच येतात. दिल्ली, मुंबई आणि इतर महानगरांमध्ये वाढत्या संख्येने आढळणारे पंचशील पालक स्वातंत्र्य देतात, स्वायत्तता नाही.

तुम्ही तुमच्या मुलाला निव्वळ स्वातंत्र्य नाही, तर स्वायत्तता दिली आहे, याबद्दल खात्री कशी करून द्याल? तुम्ही जर त्याला स्वायत्तता देत असाल, तर त्याचा अर्थ त्याच्या कृतीच्या परिणामांसाठी तुम्ही त्याला जबाबदार धराल. पण त्याचबरोबर खालील गोष्टी मात्र तुम्ही करणार नाही–

तुम्ही वयाने, शक्तीने किंवा उंचीने मोठे आहात, तुम्हाला अधिक कळते, किंवा तुम्ही त्याला खाऊ-पिऊ घालता, म्हणून तुम्ही सांगाल ते त्याने प्रमाण मानावे यासाठी त्याच्यावर दबाव टाकणे.

त्याचे मित्रमैत्रिणी, शेजारचे लोक किंवा भाऊ-बहिणींसमोर, तुम्ही त्याला रागावणे.

“तुला काय कळते?” अशा शब्दात त्याच्या कुठल्याही मत वा दृष्टिकोनाचा उपहास करणे. तुम्ही तुमचे पैसे कुठे गुंतवावेत याबाबत तो बोलला, तरीही तुम्ही असे करणार नाही.

विशेषत: तो तेरा ते एकोणीस या वयोगटात असताना, त्याला काही शिकवायला जाणे किंवा त्याला टाकून बोलणे.

त्याला एखादा तात्पुरता झटका बसला असे किंवा अपयश आले असेल किंवा एखाद्या मित्राने त्याचा अपेक्षाभंग केला असेल, वा कुठल्या मुलीने त्याला धोका दिला असेल, तर त्याला बरे वाटावे म्हणून म्हणा किंवा लाडाने म्हणा, विनोद करणे. त्याच्या स्वत:च्या मानसिक व बौद्धिक क्षमतेनुसार परिस्थितीचा सामना करण्यास त्याला शिकू द्या.

त्याच्या प्रेरणा आणि कृतींचे त्याच्या उपस्थितीतच विश्लेषण करणे. त्यामुळे त्याच्या स्व-प्रतिमेला धक्का पोहोचेल.

एकदा का तुमच्या मुलाने तारुण्याच्या उंबरठ्यावर पाऊल टाकले, की मग कळपाची मानसिकता काम करू लागते, हे लक्षात ठेवा. त्या वयात, त्याचे अंतर्मन त्याला तुमच्यापासून स्वतंत्र होण्यास उद्युक्त करत असते. तुमच्याकडून होणारी कुठलीही शिकवण, उपदेश, रागावणे किंवा उपहास त्या वयात चीड आणू शकते. मानव प्राण्याची प्रणालीच तशी बनवली गेलेली आहे. तरुण वयात देखील मुले-मुली त्यांच्या आई-वडीलांकडून स्वीकृती (आणि कौतुक) मिळवण्याचा प्रयत्न करत असतात. मुलगा वडीलांपेक्षा जास्त आईकडून आणि मुलगी आईपेक्षा जास्त वडीलांकडून.

माझे बालपण खेड्यात गेलेले असल्यामुळे, सकाळी उठून चरायला सोडून दिलेल्या गाईचे उदाहरण माझ्या मनात येते. सोडलेल्या गाई गोठ्यातून एकदम धावत सुटतात. पण गोठ्यातून थोडा वेळ दूर राहिल्यानंतर गोठ्यातील सुरक्षितता त्यांना हवीहवीशी वाटते, आणि मग गुराख्याविनाच त्या आपणहून गोठ्याकडे परततात. त्याच पद्धतीने, सहली, पदभ्रमण आणि कॅम्प वगैरेंच्या निमित्ताने आई-वडीलांपासून दूर जाण्याचा अनुभव तरुण मुलांना खूप रोमांचक वाटतो, पण त्यानंतर ती आनंदाने घरी परततात.

तेरा ते एकोणीस या वयात मुले त्यांचे स्वतंत्रपण दाखवून देत असतात. पण तसे करताना देखील, वडिलांनी समोर ठेवलेल्या

आकृतीबंधानुसार मुलगा वागत असतो. आणि आईच्या आकृतीबंधानुसार मुलगी वागत असते. म्हणूनच, मुलांना अनुकरण करण्यासाठी आकृतीबंध कसा पुरवावा, हे एका वेगळ्या प्रकरणात चर्चिलेले आहे.

मानसशास्त्र हे भौतिकशास्त्र वा रसायनशास्त्राप्रमाणे नेमके किंवा अचूकतेकडे झुकणारे शास्त्र नाही, ही बाबही लक्षात ठेवण्याजोगी आहे. मानवी जीवनात मोजमाप करता न येण्याजोग्या इतक्या अनेक गोष्टी घडत असतात, की अपवाद आणि वेगळेपण सदैवच सामोरे येत असतात. तरुण मुलाला असुरक्षिततेने ग्रासले असेल, तर तो पालकाने घालून दिलेला आकृतीबंध पाळेलच असे नाही. निदान त्याच्या असुरक्षिततेची तीव्रता कमी होईपर्यंत आणि तो थोडा प्रगल्भ होईपर्यंत तरी नाहीच.

म्हणूनच, वयाची पहिली अकरा बारा वर्षे महत्त्वाची असतात. या काळात आई-वडील त्याच्यावर त्याच्या इच्छेविरुद्ध काही करण्याचा दबाव न टाकता, काही एका आकृतीबंधाच्या माध्यमातून त्याला शिकवू शकले, तर त्यांच्याकडून शिकायला त्याचा फारसा विरोध नसतो.

तुम्ही जर बाल-केंद्रित असाल, तर मुले त्यांच्या तरुण वयात ज्यापद्धतीने बोलायला शिकत असतात त्याने किंवा तुमच्या दृष्टीने अक्षम्य अशा त्यांच्या एखाद्या कृतीने, दुखावले न जाण्याइतपत संयम तुमच्याकडे असतो. तुमच्या मुलाच्या शब्दाने वा कृतीने जर तुम्ही दुखावले असाल, तर अशा वेळी पीटर उस्तिनोव्ह यांचे शब्द आठवा. ते म्हणतात, "पालक हे निव्वळ पालक नव्हेत, तर लहान पिले ज्यावर घासून आपल्या दातांची धार वाढवत असतात, असा हाडाचा तुकडा देखील असतात, हे आई-वडिलांनी लक्षात ठेवावे." आपल्या बछड्यांना अन्नासाठी शिकार करण्यास आणि जंगलात जिवंत राहण्यासाठी स्वतःचा बचाव करण्यास शिकवणाऱ्या वाघिणीला ज्याप्रमाणे त्यांचे ओरबाडणे आणि चावणे थोड्याफार प्रमाणात जखमी करते, तेवढ्याच जखमा तुम्हालाही तुमच्या बछड्यांच्या नखांनी आणि दातांनी होतील, जास्त काही नाही.

काही वर्षांनी तुमचा मुलगा, तुम्ही त्याच्यासाठी जे केले त्याबद्दल कृतज्ञ भावनेने तुमच्याकडे परत येईल. ज्या लोकांकडे उच्च प्रतीचा आत्मसन्मान असतो, आणि जे आपल्या स्वतःच्या यशाच्या भक्कम पायावर उभे असतात, ते मुलांच्या वरकरणी "अगम्य" वाटणाऱ्या

वर्तणुकीकडे अधिक क्षमाशील वृत्तीने पाहू शकतात. पण ज्या पालकांकडे स्वत:कडेच सांगण्यासारखे काही नसते, त्यांना ते अवघडच जाते.

आता तरुण मुलांना स्वायत्ततेचा संदेश उत्तमरीत्या कसा पोहोचवावा, हे पाहू.

■

६

स्वायत्ततेचा संदेश मुलांपर्यंत कसा पोहोचवावा?

मुलांशी संवाद साधण्याचे सूत्र कोणते? बहुतेक लोक याबाबतीत, पिढ्यान् पिढ्या चालत आलेले एक साधे सूत्र वापरतात. मी त्याला *खो-खो* सूत्र म्हणतो. पहिल्या प्रकरणात मी यावर थोडक्यात बोललो होतो.

मानवी संबंधामध्ये आपण सर्वच, कधी ना कधी खो-खो खेळत असतो. या खेळात बसलेल्या दुसऱ्या एका खेळाडूला खो देईपर्यंत आपण पळत असतो. त्यानंतर मग पळण्याची पाळी त्याची असते.

स्त्री जेव्हा सासू बनते, तेव्हा आपण सून असताना आपल्याला ज्या अडचणी आल्या, त्या विसरते आणि आपल्या सुनेला खो देते. तिची सासू तिच्याशी जशी वागली होती, तशी ती आता तिच्या सुनेशी वागते. निराळ्या शब्दात सांगायचे तर, सासू म्हणून कसे वागावे याची प्रणाली, प्रत्येक सासू आपल्या सुनेसाठी लिहीत असते. ती सून मग स्वत: सासू बनण्याची वाट बघते आणि आपल्या सुनेला खो देते.

ऑफिसमध्ये देखील खो-खो खेळला जात असतो. मॅनेजिंग डायरेक्टर मॅनेजरना बोलावून सुनावतात. मग आपल्या हाताखालच्या विविध खात्यांच्या प्रमुखांना बोलावून सुनावल्याशिवाय जनरल मॅनेजरना चैन पडत नाही. हे खातेप्रमुख आपापल्या ऑफिसमध्ये जाऊन त्यांच्या हाताखालच्या सहाय्यक आणि हेड क्लार्कना झापतात. हे लोक क्लार्क

आणि शिपायांना झापतात आणि घरी जाऊन आपल्या बायकोवर ओरडल्यानंतरच शिपायांना जरा बरे वाटायला लागते. हा खो-खो चा खेळ इथेही संपतोच असे नाही. कुटुंबातील मोठा मुलगा अथवा मुलगी आपल्यापेक्षा लहान भावंडावर ओरडतात आणि ही साखळी सगळ्यात धाकट्या मुलापर्यंत चालू राहते. हे सर्वात धाकटे भावंड, ओरडायला घरात त्याच्याखाली कुणीच नसल्याने बाहेर जाऊन शेजारच्या कुत्रा व मांजरीवर ओरडून येते.

एखाद्या माणसाची आपल्या मुलाबाबतची वृत्ती आणि वर्तणूक ही, तो लहान असताना त्याच्या वडिलांनी त्याला दिलेल्या खो (वृत्ती आणि वर्तणूक) शी मिळती-जुळती असते. लहान असतानाच, पालक म्हणून कसे वागावे याबद्दलची मुलाची प्रणाली लिहिली जात असते. एरिक बर्न (Eric Berne) यांनी आपल्या ट्रॅन्झॅक्शनल ॲनॅलिसीस (Transactional Analysis) या पुस्तकात मानवी वर्तणुकीला, आंतर-व्यक्ती व्यवहारामधील व्यक्तींच्यात असलेले पालक-प्रौढ-मूल (Parent-Adult-

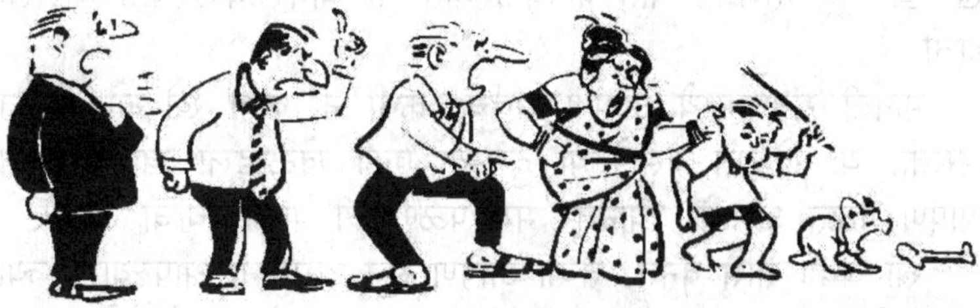

Child) यांच्यातील परस्परव्यवहार, अशा स्वरूपात मांडण्याचा प्रयत्न केलेला आहे.

स्त्री आपल्या मुलीशी व्यवहार करण्याची, वागण्याची पद्धत आपल्या आईकडून उचलत असते. वागण्याचा हा आकृतीबंध शिकण्यासाठी आई किंवा वडिलांना कुठलेही कष्ट घ्यावे लागत नाहीत– पाणी वरच्या पातळीवरून खालच्या पातळीकडे वाहावे, इतक्या सहजतेने त्यांना ते येत असते.

पण पाणी गुरुत्वाकर्षण शक्तीच्या विरुद्ध वर चढवले आणि उंचीवर साठवले, तरच नळांमधून दूरपर्यंत जाऊ शकते. तुम्ही जर आपली इच्छाशक्ती वापरून या नैसर्गिक प्रवृत्ती विरुद्ध गेलात आणि तुमच्या मुलाला स्वायत्तता आणि सन्मान (स्वीकृती) देण्यास शिकलात, तर

आयुष्यात पुढे जाण्यासाठी तुम्ही त्याला जास्तीची शक्ती प्रदान कराल.

समस्यांना तोंड देण्यास शिकलेला मुलगा

एका मुलाच्या मागे एक कुत्रा लागला होता. तो मुलगा आपल्या आईकडे पळाला. अशा प्रसंगी आईने मुलाच्या मदतीसाठी धाव घेणे स्वाभाविकच. पण ह्या आईने असे काही केले नाही. त्याऐवजी ती म्हणाली, "बेटा, त्याला भिऊ नकोस. त्याचा सामना कर."

तो मुलगा थांबला, आणि त्याने कुत्र्याकडे रोखून पाहिले. त्या कुत्र्याने थोडा वेळ कुईकुई केले आणि मग तो पळून गेला. मुलाला एक धडा मिळाला. तो स्वतःशी म्हणाला, "यापुढे, संकट आले तर मी पळून जाणार नाही. त्याचा सामना करीन."

दुसऱ्या एका प्रसंगात, मित्रांबरोबर गावातल्या तळ्यात पोहायला गेला असताना, तो मुलगा पाणवनस्पतीच्या तणांमध्ये अडकला. त्यातून सुटण्याचा तो जेवढा प्रयत्न करे, तेवढा अधिक तो अडके. मित्र म्हणाले, "आम्ही तुला सोडवतो, काळजी करू नकोस."

"नको," तो मुलगा म्हणाला, "मीच येईन याच्याबाहेर." मित्र त्या मुलाच्या आईकडे पळत गेले. आता तळ्याजवळ गर्दी जमायला लागली. काही माणसे मुलाला सोडवण्यासाठी तळ्यात उतरण्याच्या तयारीत होती. पण त्या आईने त्यांना थांबवले. ती म्हणाली, "थांबा, ही त्याची लढाई आहे. तो प्रयत्न करेल आणि बाहेर येईल." आणि तो मुलगा खरोखरच आपल्या आपणच बाहेर आलासुद्धा!

एक महापुरुष निर्माण होत होता. तो महापुरुष म्हणजे, बंगालचा महान क्रांतिकारक बाघा जतीन होय. त्याला महापुरुष बनवण्यात त्याच्या आईनेही एक महान भूमिका वठवली होती. तिने त्याच्या क्षमतांचा आदर केला आणि त्याला स्वायत्तताही दिली.

स्वायत्तता देण्याच्या विरोधी मुद्दे

१. मुले स्वप्नरंजनात स्वतःचा वेळ वाया दवडतील.

मुलांना स्वायत्तता दिली, तर त्यांच्या बालसुलभ प्रवृत्तीनुसार दिवास्वप्ने पाहण्यात, कल्पनाविश्वात आणि आशा-आकांक्षांमध्ये रमून ती आपला बहुमोल वेळ वाया घालवतील, अशी बहुतेक पालकांची खात्रीच असते.

त्यांच्यावरच सोडले, तर ती मुळीच अभ्यास करणार नाहीत, असे त्यांना वाटत असते. वर्गातदेखील, मुलांच्या कल्पना, भावना, इच्छा वगैरे गोष्टींकडे त्यांच्या विचारचक्रातील अडथळे म्हणून बघितले जाते.

पण हे खरे नाही. कल्पनाविश्वात रमणे ही पहिली पायरी आहे. नियोजन ही दुसरी आणि कृती ही तिसरी पायरी आहे. कल्पना करण्यापासून तुम्ही मुलांना रोखाल, तर ज्यावरून तो अधिक उंच जाऊ शकेल, अशी पहिली पायरीच तुम्ही काढून घ्याल. अभ्यासक्रमाची मुलांच्या भाव-भावना आणि कल्पनांशी सांगड घालून शिक्षण रंजक करणे, ही शिक्षक व पालकांची जबाबदारी आहे.

अनेक वैज्ञानिक, संशोधक, साहसवीर, व्यावसायिक आणि लोकनेत्यांच्या मोठमोठ्या सिद्धींचा, ते लहान असताना त्यांनी जी दिवास्वप्ने पाहिली होती त्यांच्याशी खूप जवळचा संबंध आहे.

राणा प्रतापची गोष्ट वाचताना एखादा मुलगा, राणा प्रतापबरोबर दुसऱ्या घोड्यावर आपणही स्वार आहोत आणि मानसिंहाशी युद्ध करतो आहोत, अशी काहीतरी कल्पना करत असेल. अशा स्वप्नरंजनात वाईट काहीच नाही. जिजाबाईकडून अर्जुन आणि रामाच्या कथा ऐकताना शिवाजीमहाराजांनीही असलीच स्वप्ने पाहिली असतील. वयाच्या बाराव्या वर्षीच, सारे राष्ट्र ज्याची आतुरतेने वाट पहात आहे, तो तारणहार आपणच आहोत, असे दिवास्वप्न राजांनी पाहिले होते. त्यात वाईट काय आहे? बाराव्या वर्षीच जॉन लॉगी बेअर्ड यांनी टेलिव्हिजन बनवण्याचे स्वप्न पाहिले. रविन्द्रनाथ टागोरांनी तेराव्या वर्षी किंवा त्याअगोदरच कविता लिहायला सुरुवात केली. सतरा वर्षाच्या कोवळ्या वयात त्यांनी आपले पहिले नाटक लिहून त्याचे दिग्दर्शनही केले.

शालीवाहन आणि चंद्रगुप्त, लहानपणी इतर मुलांशी खेळताना राजाची भूमिका करत असत. बाराव्या वर्षी थॉमस अल्वा एडिसनने संशोधक होण्याचे स्वप्न पाहिले. कॅशियस क्ले (नंतरचा महंमद अली) सर्वोत्तम मुष्टियोद्धा होण्याचे स्वप्न पहात असे. एवढेच कशाला, ज्याने ज्याने म्हणून त्याच्या कार्यात लक्षणीय यश मिळवले आहे, त्याने दिवास्वप्ने पाहिली असलीच पाहिजेत.

२. मुले त्यांच्या आयुष्याचे ध्येयच ठरवू शकणार नाहीत.

अनेक तरुण मुलांना, दिवास्वप्ने बघण्याच्या पहिल्या पायरीवरून नियोजन व कृती या पुढील पायऱ्यांपर्यंत जाणे न जमण्याची शक्यता नाकारता येत नाही, पण याचा दोष दिवास्वप्ने बघण्यालाच देता येणार नाही. सहसा याचे कारण आई-वडिलांनी मुलाच्या ध्येयाची टर उडवणे, हे असते, कारण त्यामुळे मुलगा आत्मविश्वास गमावून बसतो. तसेच, अती जपणारे पालक मुलांचे प्रयोग करून बघण्याचे आणि शोध घेण्याचे मार्ग बंद करत असतात. आपले ध्येय किंवा ध्येये, पूर्ण करण्याच्या दृष्टीने कुठलीही सकरात्मक पावले न उचलता आल्याने मुलगा मग पलायनवादी बनतो, आणि आपल्या दिवास्वप्नांच्या पुढे जाऊन कुठलीही कृती करण्याऐवजी, फक्त अशा स्वप्नरंजनातच रमत राहतो.

उदाहरणार्थ, सात वर्षाच्या मुलाने अंगठा चोखत बसणे विचित्र वाटते. असुरक्षिततेच्या भावनेने ग्रासलेला मुलगा पलायनवादी होतो आणि अंगठा चोखण्यातून आनंद मिळवतो, कारण ती क्रिया आईच्या स्तनांतून दूध पिण्याच्या आनंददायी आठवणीच्या जवळची असते; पण यामुळे, आपण त्याला स्तनपान देणाऱ्या आईला दोष देत नाही आणि मुलांना स्तनपानच देऊ नये असेही आपल्याला म्हणता येत नाही.

वयाच्या सोळाव्या वर्षीदेखील मुलगा जर कुठलीही योजना न बनवता वा कृती न करता, फक्त स्वप्नरंजनच करत असेल, तर ते असाधारण समजले जावे. मुलाला एक ध्येय विकसित करण्यास आणि त्याचा निश्चय पक्का करण्यास मदत करून, पालक त्याचा कल्पनाविहार व स्वप्नरंजनाला योग्य दिशा देण्यामध्ये एक महत्त्वाची भूमिका वठवू शकतात. तसे केल्यासच दिवास्वप्ने बघण्याच्या पहिल्या पायरीवरून, त्याचे ध्येय गाठण्याच्या दृष्टीने प्रयत्न करण्याच्या पायरीवर तो चढू शकेल. तुमच्या मुलाचे ध्येयच अजून विकसित झालेले नाही, असे म्हणू नका. त्याने ठरवलेले ध्येय योग्य आहे, असे तुम्हाला वाटत नसल्याचीच जास्त शक्यता आहे.

तुमच्या मुलाने व्यक्त केलेले ध्येय हास्यास्पद असणे शक्य आहे; पण अशा हास्यास्पद ध्येयांपासून मुलांना दूर नेण्याचे अनेक मार्ग आहेत; पण कुठल्याही परिस्थितीत, त्याचे ध्येय हास्यास्पद आहे असे तुम्ही त्याला वाटवून देऊ नका.

वडिलांची गाडी थांबवण्याचा वाहतूक पोलिसाचा अधिकार मुलावर इतका प्रभाव टाकतो, की "मी मोठा झाल्यावर वाहतूक पोलीस होणार" असे तो म्हणतो. त्याच्या ह्या ध्येयाची टिंगल करू नका. त्यातून त्याला स्वत:लाच बाहेर येऊ द्या.

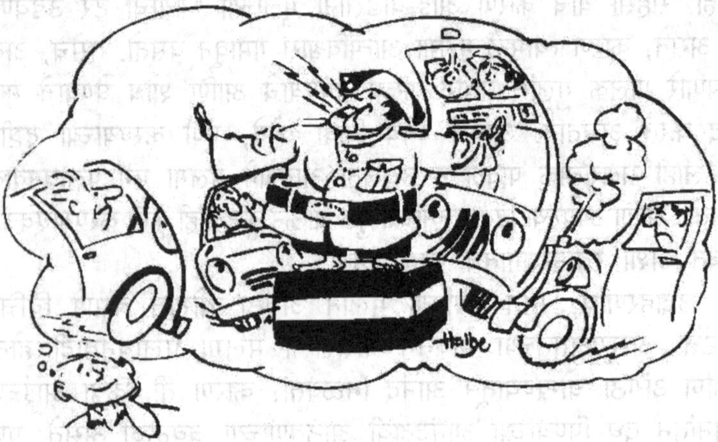

रामू आणि शामू या माझ्या व्यंगचित्र मालिकेत, मुले आपल्या जीवनाची ध्येये किंवा इच्छा सांगत असताना बऱ्याचदा खूप विनोद निर्माण होतो. उदाहरणार्थ, पोट दुखेल म्हणून रामू आणि शामूला जास्त ऊस खाण्यास मनाई केली जाते. एके दिवशी एक हत्ती ऊसाची मोळी फस्त करत असताना रामू पाहतो आणि आपल्या वडिलांना ते दृश्य दाखवतो. "हत्तीने शंभर ऊस खाल्ले, तरी त्याला काहीही होत नाही," वडील म्हणाले. काही दिवसांनी ते कुटुंब एका मंदिरात गेले असताना, रामू अगदी भक्तिभावाने देवाची प्रार्थना करतो, "देवा, तू सर्वशक्तिमान आहेस. तू काहीही करू शकतोस. मग मला हत्ती कर ना!"

अशावेळी, तो हत्ती का बनू शकत नाही, हे मुलाला समजावून सांगणे योग्यच होईल, पण असल्या आकांक्षेचीसुद्धा टिंगल करणे मुलाच्या दृष्टीने हानिकारक आहे. लाकडाच्या मोटारीशी खेळणारा मुलगा बॅटरीवर चालणारी मोटार मिळाल्याबरोबर जितक्या सहजतेने लाकडी मोटार टाकून देईल, तितक्याच सहजतेने मोठे ध्येय मिळाल्याबरोबर मुले अशी ध्येये सोडून देतील. तसेच, ज्यात तो बसून स्टिअरिंगचे चाक फिरवू शकतो, अशी

मोटार मिळाल्यावर मुलगा बॅटरीवर चालणारी मोटार टाकून देतो. तद्वतच, तारुण्यात पाऊल ठेवणारा मुलगा, अधिक उच्च ध्येय मिळाल्यावर आधीचे ध्येयही सोडून देईल. पण ज्याप्रमाणे लहान मूल धडपडते, अडखळते आणि मग चालायला शिकते; आणि ज्याप्रमाणे लहान मूल बोबडे बोलते, अडखळते आणि मग बोलायला शिकते, त्याचप्रमाणे जीवनाचे एक अर्थपूर्ण ध्येय सापडेपर्यंत मुले काही चुका करतीलच. एखादी अपुरी इच्छा, एखादा अपमान, कुणाची तरी मर्जी संपादन करण्याची तीव्र इच्छा, एखाद्या प्रिय व्यक्तीचे अनुकरण करण्याची मनीषा किंवा एखादे महान कार्य बघायला मिळणे, यापासून त्यांना उच्च ध्येय समोर ठेवण्यास स्फूर्ती मिळू शकते. ध्येयाप्रतीची भावनिक बांधिलकीच सामान्य माणसाला महान व्यक्ती बनवते.

तुम्ही जर आपले कान आणि डोळे उघडे ठेवले, तर तुमच्या मुलाला कुठल्या गोष्टींत रस वाटतो, कुठल्या क्षेत्रात त्याला विशेष गती आहे आणि कुठल्या ध्येयाप्रती तो भावनिक बांधिलकी स्वीकारू शकेल, हे कळण्याच्या कित्येक संधी तुम्हाला मिळत राहतील. तुम्ही जर खरोखर बाल-केंद्रित असाल, तर आपल्या इच्छा त्यावर लादण्याऐवजी, त्याचे गुण फुलून येतील, याची काळजी घ्याल.

तुमच्या मुलाला तुम्ही स्वप्न पहायची परवानगी देणे पुरेसे नाही. तुम्ही त्याला प्रयोग करून बघण्याची आणि शोध घेण्याची परवानगीही दिली पाहिजे, तसेच संकटांचा सामना करण्याच्या आणि अडथळ्यांवर मात करण्याच्या संधी देखील पुरवल्या पाहिजेत. तरच तो दिवास्वप्ने बघण्याच्या पहिल्या पायरीवरून नियोजन व कृती या पुढील पायऱ्यांवर जाऊ शकेल. स्वायत्तता आणि संकटे व समस्यांचा सामना करण्याच्या संधी ज्या मुलांना नाकारल्या जातात, ती मुले स्वप्ने पाहण्याच्या पायरीच्या पुढे कदाचित जाऊच शकणार नाहीत.

३. मुले स्वतःचे नुकसान करून घेतील.

स्वायत्तता देण्याबाबत घेतली जाणारी तिसरी मोठी हरकत म्हणजे, मुलांना प्रयोग करून बघण्याची आणि शोध घेण्याची परवानगी दिली, तर ती स्वतःला इजा करून घेतील. ही भीती बरेचदा इतकी टोकाला नेली जाते, की एखादा सिनेमा पाहणे वा एखादी कादंबरी वाचणे यांसारख्या साध्या अनुभवांपासूनही पालक मुलांना दूर ठेवून पाहतात.

शिस्तीच्या असल्या बडग्याचा अपेक्षित परिणाम फारच क्वचित होत असतो. ज्या गोष्टींवर बंदी असते, अशा गोष्टी मानवी मनाला नेहमीच भुरळ घालत असतात. "टीव्हीवर रात्री उशिरा दाखवले जाणारे चित्रपट पाहू नकोस" किंवा "ते नाटक पहायला जाऊ नकोस" किंवा "त्या माणसाशी बोलू नकोस" असले हुकूम जेव्हा सोडले जतात, तेव्हा त्यातला *नकोस* हा शब्द मुलांना ऐकूच येत नाही. त्या वाक्यांमधील बाकीच्या शब्दांची मात्र अंमलबजावणी होतेच.

असे समजा की तुमच्या आज्ञा पाळल्या जाण्याइतपत तुमचा दरारा आहे आणि मुलांच्या प्रयोग करून बघण्याच्या आणि शोध घेण्याच्या इच्छेवर तुम्ही लगाम घालू शकलात. तर असे करून तुम्ही काय साध्य कराल? मोठेपणी फक्त अधिकार गाजवणाऱ्या वरिष्ठ अधिकाऱ्याच्या हाताखालीच चांगले काम करू शकणारा मनुष्य बनेल, असा एक आज्ञाधारक मुलगा तुम्ही घडवाल. तो एक तर सैन्यात भरती होऊ शकेल किंवा एक चांगला आज्ञाधारक कामगार बनेल. संशोधक, वैज्ञानिक, उच्च अधिकारी, व्यावसायिक वा उद्योजक अशा उच्च पातळीवर तो पोहोचूच शकणार नाही.

मुलांच्या स्वायत्ततेला मान्यता देणेच अवघड वाटण्यासारखे तुमच्या मनाचे वळण वा घडण असेल, तर त्यामुळे तुम्हाला अनावश्यक चिंता करत बसण्याचे कारण नाही. तुम्ही जर तुम्हाला मुलाला पुरेशी स्वीकृती दिलीत, तरीही तुमचा मुलगा मोठेपणी एक सुजाण व्यक्ती होऊ शकेल. तुमच्या त्याच्यावरील प्रेमामुळेच तुम्ही त्याला पूर्ण स्वायत्तता दिली नाही, हे तो समजून घेईल. प्राप्त परिस्थितीत, तो जीवनात जेवढे काही यश मिळवेल, तेवढ्यावर तुम्ही समाधान मानण्यास शिकले पाहिजे.

४. मुले कदाचित बेशिस्त बनतील

मुलांच्या स्वायत्ततेला मान्यता देण्याने समस्या निर्माण होतात, हे सत्य आहे. पण असे होते ते सहसा त्याची अंमलबजावणी करण्याबाबतच्या अज्ञानामुळे.

माझ्या एका मित्राला दोन मुले होती. मी एकदा त्याच्याकडे गेलो तेव्हा ती दोघेही तेरा ते एकोणीस या वयोगटात होती. ती बाहेर खेळायला गेल्यावर माझा मित्र तक्रारीच्या सुरात म्हणाला, "तुझ्या

काही कल्पना अव्यवहार्य आहेत असे माझे मत आहे.''

मी काहीवेळ शांत होतो. त्याच्या पत्नीला वाटले कदाचित मी दुखावलो आहे, आणि थोडेसे स्पष्टीकरण देण्याची गरज आहे. ती म्हणाली, ''मुलांची स्वायत्तता मान्य करण्यावर तुम्ही नेहमीच भर देत असता. पण मुलांशी कडकपणे न वागता, त्यांना चांगली वर्तणूक शिकवणे कसे काय शक्य आहे?''

''तुम्ही जर मला एखादे ठोस उदाहरण सांगितले, तर मी कदाचित काही मदत करू शकेन.'' मी म्हणालो.

माझ्या मित्राने उत्तर दिले, ''आता पाहा. माझ्या मुलांनी आग्रह धरला की त्यांना एक व्हिडिओ हवा आहे. मी तो त्यांना घेऊन दिला. आता ती रात्री उशीरापर्यंत तो बघत बसतात. या गोष्टीचा जरा सुद्धा विचार ती करत नाहीत आणि त्याचा आवाज देखील मोठा ठेवतात. मी लवकर झोपतो आणि त्यांच्या व्हिडिओचा मला त्रास होतो. आधी ती मला घाबरायची आणि माझे ऐकायची. पण आता त्यांना *स्वायत्तता* आहे ना?''

स्वायत्तता हा शब्द उच्चारताना त्याच्या स्वरात उपहास होता. ''तू तुझी अडचण त्यांना सांगितली आहेस का?'' मी विचारले.

''अर्थातच. एकदा माझी झोप मोडली तेव्हा मी बाहेर येऊन त्यांच्यावर ओरडलो आणि व्हिडिओ बंद करायला सांगितला. तेव्हा तर त्यांनी बंद केला, पण अजूनही रात्री उशीरापर्यंत बघणे चालूच आहे. परवा माझा पारा चढला आणि....''

त्याने मला तो सगळा प्रसंग सांगितला. त्याच्या शब्दांमध्ये माझ्या पद्धतीविषयीची नाराजी होती. मी म्हटले, ''मित्रा, मी त्यांच्या स्वायत्ततेला मान्यता देण्याचा सल्ला दिला होता. तुझी स्वायत्तता त्यांच्या लहरींच्या हवाली करायचा नव्हे.''

माझा मित्र ही परिस्थिती ज्या पद्धतीने हाताळत होता, त्यात एक गोम होती. पूर्वी तो मुलांशी अगदीच कडकपणे वागत असे आणि इतर अनेक लोकांप्रमाणेच, त्यांना शिस्त लावण्यासाठी खो-खो चे सूत्र वापरत असे.

अचानक, तो एका नव्या सूत्राचा अवलंब करू पहात होता. असा अचानक बदल नेहमीच त्रासदायक असतो. संक्रमण कालावधीमध्ये

अडचणी उद्‌भवणे अगदी सहज शक्य आहे.

माझी पद्धत त्याला पटली नसली तरीही, हा मित्र मला जवळचा असल्याने मल हार मानायची नव्हती. मी म्हटले, ''तू तुझ्या मुलांना स्वतंत्र प्रौढ व्यक्ती म्हणून वागणूक दिली नाहीस.''

''तुला काय म्हणायचे आहे?'' मित्राने विचारले.

मी म्हणालो, ''दुसऱ्या एखाद्या प्रौढ व्यक्तीशी तू अशा अधिकारयुक्त स्वरात बोलशील का? 'हे करू नकोस. थांबव ते किंवा ते करू नकोस' असे म्हणशील का? नाही, त्याने मोठ्या आवाजात व्हिडिओ लावल्याने तुला कसा त्रास होतो, हे तू त्याला सांगशील. 'रात्री उशीरापर्यंत तुम्ही मोठ्या आवाजात व्हिडिओ लावल्यामुळे माझी झोपमोड होते. आवाज जरा कमी ठेवाल का?' ही पद्धत कितीतरी अधिक परिणामकारक आहे.''

''समजा, हीही मात्रा चालली नाही,'' मी पुढे म्हणालो, ''तर त्याचा अर्थ एवढाच, की मुलांना आता ओरडून सांगितलेले फक्त ऐकायचे, असे वळण लागून गेले आहे आणि वागण्याच्या तुझ्या नव्या सूत्राशी जमवून घ्यायला त्यांना थोडा वेळ लागेल. माझी आणखी एक सूचना आहे. तू सकाळी लवकर उठतोस. उशीरा झोपल्यामुळे मुले उशीरापर्यंत झोपत असणार. सकाळी सकाळी ते गाढ झोपेत असताना तू मोठ्या आवाजात व्हिडिओ किंवा टेपरेकॉर्डर लाव. मोठ्या आवाजाने ती जेव्हा उठतील, तेव्हा मात्र त्यांना स्वच्छपणे सांग की हा बदला नाही. ते व्हिडिओ बघतात तेव्हा तुला कसा त्रास होतो, हे त्यांना कळावे म्हणूनच केवळ तू हे केले आहेस. मग तुम्ही सगळे या प्रकाराबद्दल मोकळेपणाने हसू शकाल.''

''मी'' च्या संदेशावर भर हवा.

स्वायत्ततेची व्याख्या 'स्वयं-शासनाचा अधिकार' अशी केली जाते. स्वायत्त मनुष्य त्याच्या शब्द व कृतींसाठी स्वतःच जबाबदार असतो. उदाहरणार्थ, लग्न करून समजा, दिल्लीला स्थायिक झालेला तुमचा भाऊ जेव्हा तुमच्याकडे रहायला येतो, तेव्हा तो स्वायत्त असतो. कुठले कपडे घालावेत, हे तुम्ही त्याला सांगू शकाल, पण अशी सूचना करताना तुमच्या स्वरात बळजबरी नसते. सकाळी किती वाजता उठावे हे देखील तुम्ही त्याला सुचवाल, पण तुम्ही सुचवलेल्या वेळेलाच त्याने उठले पाहिजे असा आग्रह तुम्ही धरणार नाही. तो तुमच्या झोपण्याची

वेळ टळून गेल्यावर घरी येऊन तुमच्या झोपेत व्यत्यय आणेल, हे फारसे संभवत नाही; पण समजा, तो एखाद्या दिवशी रात्री एक वाजता वगैरे आलाच, तर दुसऱ्या दिवशीपासून दहा वाजेपर्यंत घरी परतत जा, असे सांगण्याचा तुम्हाला पूर्ण हक्क आहे. याचे कारण म्हणजे, त्याच्या स्वायत्ततेची जाणीव तुम्हाला असतेच, पण त्यालाही तुमच्या स्वायत्ततेची जाणीव असण्याची अपेक्षा तुम्ही करता. अर्थात तरीही, त्याला रात्री दहाच्या आत येण्याचा हुकूम तुम्ही करणार नाही. जास्तीत जास्त, रोज तुम्ही साधारणपणे दहाला झोपता आणि त्याहीपेक्षा उशीर झाला, तर त्यामुळे झोपेचे चक्र बिघडून तुमच्या कामावर त्याचा परिणाम होतो, असे तुम्ही त्याला सांगाल.

असा पवित्रा तुमच्या तरुण मुलांच्या बाबतीतही काम करतो. उशीरा घरी येणे हा आपला हक्कच आहे, असे जर तुमच्या मुलाला वाटत असेल, तर तुम्ही त्याला सांगू शकाल की, "हे पहा बेटा, आपण एक कुटुंब आहोत. आत्ता तुझी आई आणि मी मिळून हे घर चालवतो. कदाचित तू मोठा झाल्यावर तुझे घर वेगळे असेल आणि तू ते वेगळ्या आणि आमच्यापेक्षाही चांगल्या पद्धतीने चालवशील; पण मला काय योग्य वाटते ते मला करायला हवे, हे लक्षात घे. मला जोवर पटत नाही, तोपर्यंत तुझ्या दृष्टीने योग्य असले तरीही मी ते करू शकणार नाही. आम्ही रात्री १० वाजता झोपतो आणि सकाळी ५ वाजता उठतो. तुला जसे वाटते की तुझ्या जीवनात मी ढवळाढवळ करू नये, तसेच तूही माझी जीवनशैली बदलण्याचा प्रयत्न करू नयेस, असे मला वाटते."

अशाच परिस्थितीत, एका मुलाने आपल्या आई-वडिलांना सांगितले, "ठीक आहे, मी दुसरी किल्ली बाळगत जाईन." त्याच्या या सूचनेला आईने हरकत घेतली, "तुला एखाद्या वेळेस पार्टीला जायचे असेल किंवा रात्रीचा सिनेमा पहायचा असेल, हे मी समजू शकते; पण तू घराची दुसरी किल्ली घेऊन फिरणे हे काही या समस्येचे समाधान नाही. मी तुझी आई आहे. तू घराबाहेर असताना मला तुझी काळजी वाटत असते. आता मला हे सांगू नकोस की तुला बरे-वाईट सगळे कळते. कदाचित तुला कळत असेलही; पण आपल्या आईला सुखी आणि चिंतामुक्त ठेवण्यासाठी तू माझी ही विनंती मान्य करू शकणार नाहीस का? सांग."

प्रश्न सुटला. काही तज्ज्ञांच्या मते, अपेक्षित परिणाम देणाऱ्या

परवलीच्या शब्दांमध्ये "मी" चा संदेश असतो. तुमच्या शब्दांमध्ये भर हा, समोरच्या व्यक्तीने काय करावे व काय नाही, यापेक्षा तिच्या शब्द व कृतींचा परिणाम तुमच्यावर कसा होतो, ह्यावर हवा.

ज्याला सांगितलेले समजले, असा पाच वर्षाचा मुलगा

"मी" चा संदेश वापरून एका पाच वर्षाच्या मुलामध्ये, इतरांच्या स्वायत्ततेची जाणीव आणि त्याबद्दल आदर निर्माण करण्यात यश आल्याचे एक उदाहरण काही दिवसांपूर्वी माझ्या ऐकण्यात आले. एका आजीला टीव्हीवरचा एक कार्यक्रम पहायचा होता. तिच्या नातवाला मिकी माऊसची फिल्म व्हिडिओवर पहायची होती. आजीने नातवाला प्रेमळ स्वरात सांगितले की, तिचा कार्यक्रम झाल्यावर तो त्याची फिल्म बघू शकेल. मुलाने त्रागा केला आणि रडायला सुरुवात केली. "मला आत्ताच मिकी माऊस बघायचा आहे," त्याने हट्ट धरला.

आजीने आपला संयम सुटू दिला नाही आणि त्याच्या हट्टापुढे मानही तुकवली नाही. शांतपणे पण ठाम स्वरात ती म्हणाली, "हे बघ बाळ, तुला जसे तुझ्या मनाप्रमाणे सगळे व्हावे असे वाटते, तसेच मलाही वाटते. मीसुद्धा तुझ्यासारखीच एक माणूस आहे. तुझी फिल्म तू नंतरही पाहू शकतोस. माझा हा कार्यक्रम मात्र एकदा संपला की पुन्हा पहायला मिळणार नाही. मी तुझ्या इच्छेचा मान ठेवते. मग तुलाही तुझ्या आजीच्या इच्छेचा मान ठेवायला हवा की नाही?"

त्या पाच वर्षाच्या मुलाच्या चेहऱ्यावर आजीचे बोलणे समजल्यासारखे भाव आले आणि तो दुसऱ्या खोलीत खेळायला पळाला.

मुलांना स्वायत्ततेची भावना देण्याचे विविध मार्ग

तुम्हाला खरोखरच तुमच्या मुलाच्या मनामध्ये स्वायत्ततेची भावना विकसित करण्याची इच्छा असेल, तर याचे अनेक मार्ग आहेत. मी मागे म्हटल्याप्रमाणे, त्याला जर पाहुण्यांसाठी पाणी आणावे वाटले, किंवा स्वत:च्या हाताने आंघोळ करावीशी वाटली, तर त्याला ते करू द्या. शाळेच्या अगदी पहिल्या दिवसापासून स्वत:चे कपडे स्वत: घालण्यास परवानगी– खरे तर प्रोत्साहन– द्या. काही दिवस तुम्ही त्याच्या केसांचा भांग पाडून द्या आणि बूट पण घालून द्या; पण ह्या गोष्टी तो जेवढ्या

लवकर शिकेल, तेवढे चांगले. त्याचबरोबर, त्याला टाकून दिल्यासारखे वाटायला नको. तो ह्या गोष्टी करत असताना कौतुकाच्या आणि आनंदभरल्या नजरेने त्याच्याकडे पहा. प्रत्येकवेळी, तो जेव्हा स्वतंत्रपणे काही करेल, त्यावेळेस त्याचे कौतुक करा.

तुम्ही त्यांना खेळणी भेट म्हणून देता तेव्हा

पालकांच्या हस्तक्षेपाचा मुलाला त्रास होण्याची आणखी एक बाब म्हणजे, जेव्हा तुम्ही एखादे खेळणे त्याला घेऊन देता, तेव्हा त्याच्याशी खेळू नकोस असे येता-जाता म्हणणे. तुम्ही महागातला एखादा मेकॅनो घेऊन दिला असेल, तर त्याने तो खराब करू नये, असे तुम्हाला वाटणार हे खरे आहे; पण त्याला जर खेळता येणार नसेल, तर असले

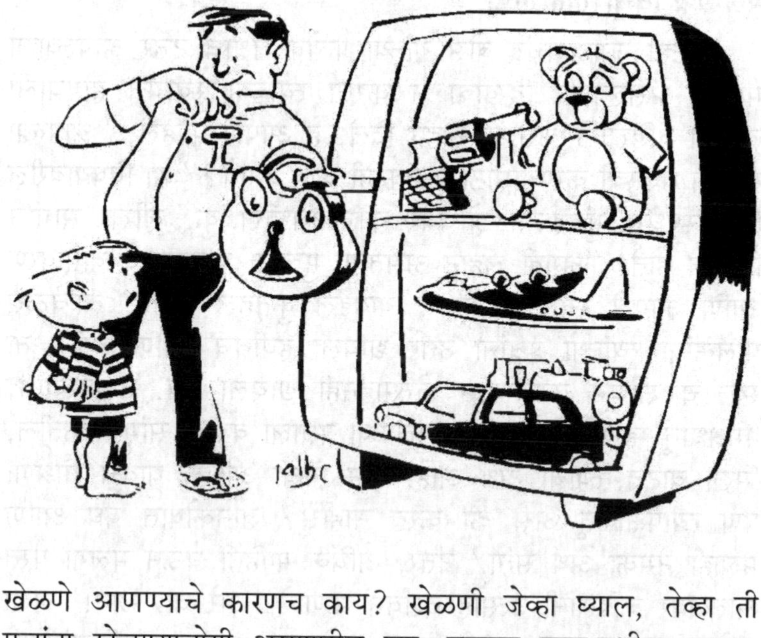

खेळणे आणण्याचे कारणच काय? खेळणी जेव्हा घ्याल, तेव्हा ती मुलांना खेळण्याजोगी असणारीच घ्या. तुमच्या स्वत:मधील एखाद्या अतृप्त इच्छेला वाट देण्यासाठी आणि मुलांशी असले खेळ खेळण्यासाठी खेळणी घेऊ नका. तसेच, तुमच्या तरुण मुलाला सायकल घेऊन दिलीत, तर तिची देखभाल करणे त्याला शिकू द्या. त्याच्या

निष्काळजीपणाबद्दल त्याला बोल लावू नका.

तुमच्या वाढदिवसाला तुमच्या एखाद्या मित्राने तुम्हाला एक शर्ट दिला, तर तो शर्ट केव्हा घालायचा नाही, कुठल्या धोब्याकडे तो टाकायचा किंवा त्याला कसे जपायचे इ. सूचना जर तो मित्र देऊ लागला, तर तुम्हाला ते आवडेल का? नाही. त्या मित्राचा तुम्हाला रागच येईल. तुमच्या मुलाचेही असेच आहे. त्याचा त्या खेळण्यावरील मालकी हक्क सिद्ध करण्यासाठी तो कदाचित ते मोडूनही टाकेल. मुलाला खेळण्यातील मोटार दिल्यावर तो त्याची चाके आणि इतर भाग काढेल. त्यामुळे तुम्हाला राग येईल; पण लक्षात ठेवा, तो प्रयोग करून बघतो आहे, माहिती करून घेतो आहे. त्याच्या कौशल्यसंपादनापुढे त्या खेळण्याची किंमत ती काय?

मुले प्रश्न विचारतात तेव्हा

छोट्या जगदीशचंद्र बोस यांच्या प्रत्येक प्रश्नाचे उत्तर आपल्याला माहीत असल्याचा दिखावा न करता त्यांच्या स्वायत्त होण्याला त्यांच्या वडिलांनी कसे प्रोत्साहन दिले, हे आपण पाहिले, ''आपल्या मुलांना यशस्वी करण्यासाठी पालकांनी काय करावे?'' या विषयावरील निबंधस्पर्धेत मुंबईच्या झेवियर कॉलेजमधील कु. लीला सामीने लिहिले होते, ''अगदी लहान असताना मुलांना भोवतालचे वातावरण आणि आपले स्वतःचे जीवन, याबद्दल कुतूहल असते. त्यावेळेस पालकांनी त्यांच्या प्रश्नांना उत्तरे द्यायला हवीतच आणि त्यांना ती स्वतःच शोधून काढण्यास प्रोत्साहनही द्यायला हवे. उदाहरणार्थ, 'मिश्रधातू म्हणजे काय?' या मुलाच्या प्रश्नाला वडील सांगू शकतील, 'मला वाटते, त्याचा अर्थ आहे. दोन किंवा अधिक धातूंचे मिश्रण; पण त्यापेक्षा तू असे का करत नाहीस? ज्ञानकोषात बघ आणि मलाही नेमका अर्थ सांग.' नंतर, अधिक माहिती घेऊन मुलगा परत आल्यावर वडिलांनी उत्साह दर्शवून म्हणावे, 'अरे वा, छान!' अशा मनोवृत्तीमुळे, आपण काही साध्य केले, तर आपल्या वडिलांना ते आवडते, हा संदेश मुलाला मिळतो... आणि आपण अधिकाधिक गोष्टी साध्य कराव्यात असे त्याला वाटत राहते.''

पाहुण्यांच्या समोर त्रास देणारी मुले

माझ्या एका मित्राला त्याच्या तीन तरुण मुलांना शिस्त लावण्यासंदर्भात एक समस्या होती. तो घरी निवांतपणे बसून कुणा सहकाऱ्याशी एखाद्या महत्त्वाच्या गोष्टीवर चर्चा करत असेल, तर त्याची मुले काहीबाही प्रश्न विचारून सारखी त्यात व्यत्यय आणत. यात, "त्याने माझा मेकॅनो लपवला आहे" अशासारख्या क्षुल्लक तक्रारी देखील असत.

मित्राच्या पत्नीने यावर उपाय म्हणून एक नामी शक्कल लढवली. या मुलांचे मित्र त्यांच्याकडे येण्याची तिने वाट पाहिली, आणि एकदा ही सर्व मित्रमंडळी जमली असताना तिने त्यांच्या बोलण्यात वारंवार खंड पाडला. ती एकदा एकाला फळीवरून डबा काढून मागायची, दुसऱ्यांदा दुसऱ्याला बाहेर जाऊन काहीतरी आणून द्यायला सांगायची आणि अचानक काहीतरी आठवल्यासारखे करून तिसऱ्याला मागच्या आठवड्यातील कुठल्याही प्रसंगाबद्दल प्रश्नावर प्रश्न विचारायची.

मित्र गेल्यावर मुले तक्रार करत तिच्याकडे आली तेव्हा आई फक्त हसली आणि म्हणाली, "शांत व्हा. तुम्ही तुमच्या मित्रांशी बोलत किंवा खेळत असताना असे मध्येमध्ये करण्याचा माझा अजिबात हेतू नव्हता. तुम्ही तुमच्या मित्रांबरोबर असताना जसा व्यत्यय नको असतो, तसेच आमची मित्रमंडळी आलेली असताना आम्हालाही व्यत्यय आवडत नाही आणि ही गोष्ट तुम्हाला कळावी, म्हणून तुमच्या बाबांनी आणि मी ही योजना आखली होती."

मुलांना गोष्ट ध्यानात आली. पुन्हा कधीही त्या मुलांनी आपल्या आई-वडिलांना पाहुण्यांसमोर त्रास दिला नाही. निदान योग्य कारणाशिवाय तर नाहीच.

■

७

त्याला अनुकरण करण्यासाठी एक आकृतिबंध पुरवा

श्री. भल्ला (हे त्यांचे खरे नाव नाही) एकदा आपल्या मुलावर भयंकर चिडले होते. त्याला रात्रीचे जेवणसुद्धा द्यायला त्यांनी मज्जाव केला. वडिलांनी रक्षा-पात्रात टाकलेले सिगारेटचे थोटूक घेऊन त्याचा झुरका मारताना त्यांनी त्याला पकडले होते. पंजाबी भाषेतील काही शेलक्या शिव्यांचा मुक्त वापर करत मग भल्लासाहेबांनी, सिगारेटचे दुष्परिणाम यावर अर्धा तास एक लेक्चर झोडले.

मुलाला डोळ्यांसमोरून हाकलून दिल्यावर मग त्यांनी एक सिगारेट काढून ती शिलगावली आणि ओढायला सुरुवत केली– स्वत:चा "असह्य ताण" हलका करण्यासाठी.

ते माझ्याकडे वळले, "पहा, काय दिवस आलेत. तो जेमतेम बारा वर्षांचा आहे आणि त्याने ही सवय जडवून घेतली आहे. मी काय करायला पाहिजे?"

"तुम्ही जर हे प्रामाणिकपणे बोलत असाल, तर एक उपाय सुचवू शकतो," मी उत्तर दिले.

"अर्थातच, मी प्रामाणिकपणेच बोलतो आहे." भल्ला म्हणाले.

"तुम्ही धूम्रपान सोडून द्या... मी आधी पण एकदा हे सांगितले होते. आता त्यासाठी आणखी एक प्रेरणा आहे, कारण आहे : तुमच्या

मुलाचे आरोग्य आणि भविष्य पणाला लागलेले आहे. धूम्रपानाची सवय सोडून देणे खूपच अवघड आहे, हे मी जाणतो. विशेषत: गेल्या दहा वर्षापेक्षाही अधिक काळापासून तुम्हाला हे व्यसन जडलेले आहे, त्यामुळे तर अधिकच.''

माझे शब्द जरा कडकच होते बहुतेक. ''व्यसन'' हा शब्द तर त्यांना फारच लागला; पण मी तो मुद्दामच वापरला होता. ''मनात आले तर मी याक्षणी धूम्रपान सोडू शकतो,'' ते निश्चयी स्वरात म्हणाले.

''मनात आणा तर मग,'' मी आग्रह धरला आणि ती सिगारेट भल्लांची कदाचित शेवटची सिगारेट असावी. चोरून एखादी-दुसरी सिगारेट त्यांनी ओढली असेल, असे धरून चालले, तरीही त्यांनी धूम्रपान सोडले हे नक्की.

आपल्या वडिलांनी आपल्यासाठी एक ''मोठ्ठा त्याग'' केल्याचा पुरावाच जणू मुलाला मिळाला. इतके दिवस, सिगारेटविना आपले वडील किती अस्वस्थ होत असत, हे त्याने पाहिले होते. आता कुठलाही दबाव टाकण्याची, रागावण्याची, उपहासाची, शिकवण देण्याची,

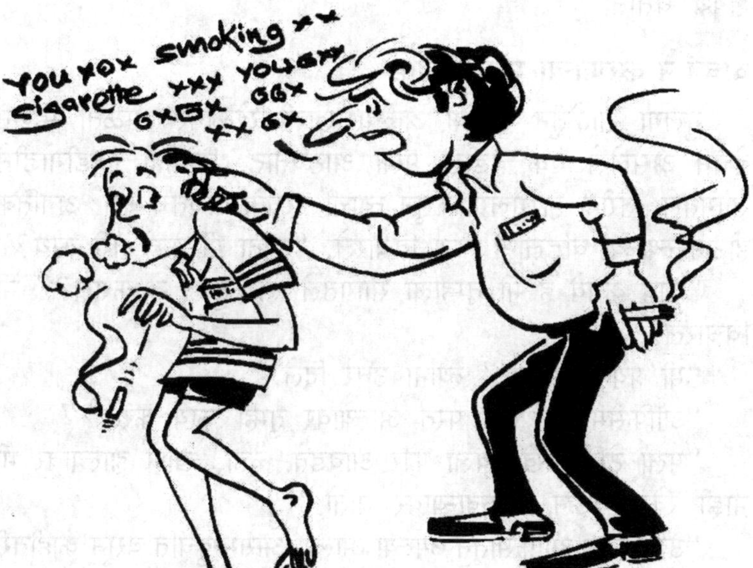

विनोद करण्याची किंवा वागण्याचे विश्लेषण करण्याची गरज नव्हती. धूम्रपान न करण्याच्या निग्रहाप्रती भावनिक बांधिलकी विकसित करण्यामध्ये, वडिलांनी केलेला त्याग मुलाच्या कामी आला.

माणसाच्या भावनांमध्ये दडलेली शक्ती जर आपण कामी आणू शकलो, तर आपण खूप काही साध्य करू शकतो. गोवा कॅन्सर सोसायटीने मला एकदा, धूम्रपानाच्या दुष्परिणामांबाबत मुलांचे शिक्षण करणारी एक पुस्तिका तयार करायला सांगितली होती. कॅन्सरग्रस्त लोकांचे एकही बीभत्स चित्र न वापरता मी ती तयार केली. त्यात मी, एका मुलाचे आपल्या वडिलांवरील प्रेम आणि त्यांना सिगारेटपासून दूर ठेवण्यासाठी त्याने ज्या विविध क्लृप्त्या वापरल्या, त्याची एक गोष्ट सांगितली. एकदा, कितीही काळजीपूर्वक ठेवल्या तरी आपल्या सिगारेट कमी होत आहेत, असे त्या वडिलांच्या लक्षात आले. त्यांचा आपल्या मुलाबद्दल गैरसमज होतो आणि त्याला सिगारेटचे व्यसन लागले असून त्या मिळवण्याकरता तो चोरी करू लागला आहे, या भावनेने ते त्याला शिक्षा करतात; पण जेव्हा गैरसमज दूर होतो, तेव्हा ते पश्चात्तापदग्ध वडील, पुन्हा सिगारेटला न शिवण्याची शपथ घेतात.

वाचन न करणाऱ्या मुलाची गोष्ट

मुलगा शाळेतून आल्या आल्या खाली खेळायला पळतो म्हणून बेचैन असलेले एक वडील मला आठवतात. कितीही लाडीगोडीने सांगितले, तरीही हा मुलगा बसून त्याची पुस्तके वाचतच नसे. अगतिक होऊन त्याच्या वडिलांनी मला विचारले, ''आता मी करू तरी काय?''

''काय करावे हे मी तुम्हाला सांगितले, तर तुम्ही ते कराल?'' मी विचारले.

''मी प्रयत्न करीन,'' त्यांना उत्तर दिले.

''ऑफिसमधून थकून परत आल्यावर तुम्ही काय करता?''

''मला टेनिस खेळायला फार आवडते. चहा, खाणे झाल्यावर मी माझी रॅकेट घेऊन जिमखान्यावर जातो.''

''उद्यापासून ऑफिसातून आल्या आल्या आरामखुर्चीत बसून काहीतरी वाचा.''

"हा अन्याय आहे. माझ्या लहानपणी मी किती अभ्यास केलेला आहे. मला खेळायला मिळालेच पाहिजे," ते म्हणाले.

"तुम्ही खूप अभ्यास करायचात, हे खरे; पण आपल्या मुलाला हे सांगून बघा. तुम्ही चिकाटीने अभ्यास करायचात यावर त्याचा विश्वास बसणार नाही. आणखी वाईट म्हणजे तुम्ही कधी लहान होतात, यावर विश्वास ठेवणे त्याला कठीण जाईल. ते काहीही असो, तुम्हाला वाचनाची आवड आहे की नाही मला ठाऊक नाही; पण एखादे पुस्तक हातात घेऊन वाचनाचे नाटक तर करा. बघा काय होते ते."

लवकरच, शाळेतून आल्यावर मुलगाही पुस्तक काढून वाचू लागला, हे मुद्दाम सांगण्याची गरज नाही. तुम्हाला जर खरोखरच मुलांना एखादी सवय लावायची असेल, तर त्याला उदाहरण घालून द्या, एक आकृतिबंध आखून द्या. ती नक्की अनुकरण करतील. निदान मुले दहा-अकरा वर्षांची होईपर्यंत तरी हे सूत्र काम करेल.

मी याआधी उल्लेखलेल्या "मागणीप्रमाणे पालक" या निबंधस्पर्धेत, अनेक मुलांनी त्यांना उदाहरण घालून देणाऱ्या पालकांची मागणी केली होती. केंद्रीय विद्यालय, पॉन्डेचरीमधील कु. कविताने लिहिले होते, "पालकांची मागणी नोंदवताना, माझ्या उपस्थितीत कधीही न भांडणारे आणि मला दुःखी आणि कष्टी न करणारे, पालक मागण्याची काळजी मी घेईन. त्यांनी त्यांच्यातील मतभेदांवर एकांतात चर्चा करावी आणि एकमेकांचे गैरसमज दूर करावेत. त्यांनी एक चांगले उदाहरण घालून द्यावे... स्वतंत्र विचार आणि आचाराची मुभा त्यांनी मला द्यावी."

नागपूरच्या नॅन्सी चित्रा अलेक्झांडरने लिहिले होते, "त्यांच्या व्यक्तिगत जीवनात, त्यांनी आमच्यासमोर एक आदर्श घालून द्यावा, म्हणजे मग आम्ही आमच्या जीवनात अगदी त्यानुसार वागू."

जमनाबाई नरसी प्रशाला, मुंबईच्या नीरजा भूखनवालाने लिहिले, "ज्यांच्याजवळ त्यांच्या श्रद्धेचे बळ आहे, असे सच्चे आणि प्रामाणिक पालक मला हवेत."

केंद्रीय विद्यालय १, विशाखापट्टणम्च्या दीपक सुब्रह्मण्यमचे शब्द अधिक नेमके होते. "मी ज्यांची निवड करीन, त्या पालकांमध्ये स्वतःच

शिस्त, टापटीप आणि काटेकोरपणा हवा, जेणेकरून, त्यांचा आदर्श समोर ठेवून त्याप्रमाणे मी माझे स्वत:चे चारित्र्य आणि वर्तणूक घडवू शकेन. *मुले आपले जीवन आपल्या पालकांच्या जीवनाप्रमाणे आखत असतात,* हे पालकांनी लक्षात ठेवायला हवे. म्हणूनच त्यांनी स्वत: अत्युत्तम गुणांचा दाखला द्यायला हवा, जेणेकरून मुले त्यांचे अनुकरण करू शकतील. मला पालक निवडण्याची संधी मिळाली, तर मला खोटी आश्वासने न देणारे पालक मी निवडेन. त्यांनी एक तर आश्वासने देऊच नयेत किंवा दिली, तर ती पाळावीत.''

नैनितालच्या शेरवूड कॉलेजच्या नीरज सेठीयाने, स्वत: वाईट आदर्श निर्माण करून मुलांनी मात्र चांगले बनण्याची अपेक्षा धरणाऱ्या पालकांबद्दल मनापासून तक्रार केली आहे. तो म्हणतो : ''पालकांना जेव्हा एखाद्या व्यक्तीला भेटण्याची इच्छा नसते, तेव्हा आपण घरी नाही असे आलेल्या सद्गृहस्थांना किंवा स्त्रीला सांगण्यासाठी आपल्या लहान मुलांना समोर पाठवतात. असे करून, खोटे बोलण्याचे बीज ते लहान मुलांच्या मनात पेरत असतात; पण त्यांची तरुण मुले खोटे बोलली, तर मात्र ते रागावतात.''

''आपल्या मुलांना यशस्वी करण्यासाठी पालकांनी काय करावे?'' या विषयावरील निबंधस्पर्धेत (ऑगस्ट १९९२) मुंबईच्या सेंट झेवियर कॉलेजमधील कु. लीला सामीने लिहिले होते, ''अनेक सर्वेक्षणांचा

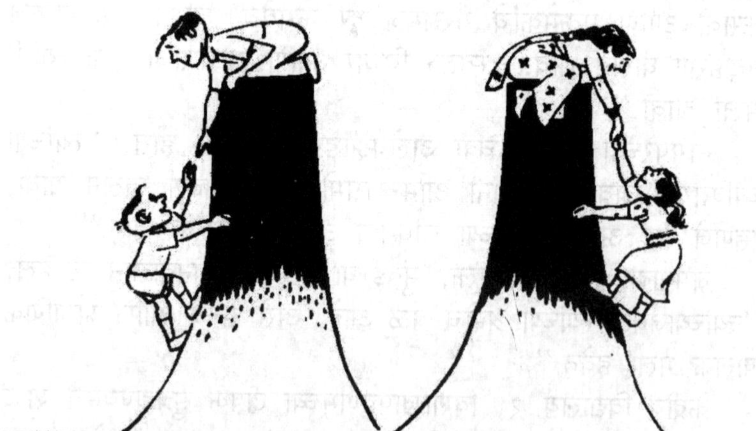

निष्कर्ष असा आहे, की पालक स्वत: जर यशस्वी ठरत वा ठरलेले असतील, तर मुलेही यशस्वी होण्याची शक्यता खूपच अधिक असते. पालक जर यशाभिमुख नसतील, तर यशापेक्षाही इतर कुठलीतरी गोष्ट जास्त महत्त्वाची आहे– उदाहरणार्थ समाजाची मान्यता– असा सुप्त संदेश नकळत ते आपल्या मुलांनाही देत असतात.''

जयपूरच्या टागोर विद्यालयाच्या अरुण काब्रा या स्पर्धकाने अशी कळकळीची विनंती केली होती, की ''निदान आपल्या मुलांसाठी तरी पालकांनी एकोप्याने राहावे. आपल्या मुलांच्या भल्यासाठी तरी त्यांच्यासमोर वाद व भांडणे करू नयेत.''

मुलाला वागण्यासाठीचा आकृतिबंध देण्याने पालक त्याच्या वागण्यात परिवर्तन आणण्यास मदत करत असतात आणि त्यात मुलाच्या स्वायत्ततेच्या भावनेला किंवा स्वयं-प्रतिमेला धक्का लागत नाही. त्यामुळे त्यांना कमीपणाही येत नाही. सेंट फ्रान्सिस डी सेल्स प्रशाला, नवी दिल्ली, इथल्या वसुधा दहीयाच्या शब्दात सांगायचे, तर ''पालकांचे नुसते अस्तित्वच मुलांना सुरक्षिततेची भावना देत असते.'' जमनाबाई नरसी प्रशाला, मुंबईच्या क्षितीज अगरवालने लिहिले, ''पालक! हा शब्दच किती दिलासा देणारा आहे.''

दीपस्तंभाची भूमिका

एर्नाकुलम, केरळ येथील चिन्मय विद्यालयातल्या चिमुकल्या मनीषा छाजेशच्या लेखणीतून, मला मुलांच्या जीवनातील पालकांच्या भूमिकेबद्दल एक फार सुंदर दृष्टांत मिळाला. ''पालकांनी दीपस्तंभाची भूमिका निभवावी. तो कुठेही जात नसतो. तो एका जागी स्थिर उभा असतो, लाटांचे तडाखे सहन करतो आणि कुठलीही अप्रिय घटना न घडता किनाऱ्याला लागण्यास जहाजांना मार्गदर्शन करतो.''

मी यापूर्वीच म्हटल्याप्रमाणे, ज्ञान प्राप्त करण्यासाठी मुलाला उपलब्ध असलेल्या अनेक मार्गांमध्ये श्रवण, निरीक्षण आणि अनुकरण यांचा समावेश होतो. पालकांच्या नातेवाईक, मित्र आणि सहकाऱ्यांशी होत असलेल्या संवादांमधून मुले खूप काही शिकत असतात. ते काय करतात याचे मुले खूप बारकाईने निरीक्षण करत असतात आणि बहुतेक वेळा नकळतच त्यांच्यासारखे वागून त्यांनी घालून दिलेला वागण्याचा

आकृतिबंध अनुसरत असतात.

एक जातक कथा

गौतम बुद्धांच्या पूर्वजन्मांच्या कथा, जातक कथा म्हणून प्रसिद्ध आहेत. त्यात एका मनुष्याची एक कथा आहे. या माणसाचे वडील वृद्धापकाळामुळे घरातील कुठलेही काम करू शकत नाहीत. त्याची बायको त्याच्या वडिलांमुळे कुटुंबावर पडणाऱ्या आर्थिक भाराबद्दल, त्याला सारखी टाकून बोलत असे. शेवटी एक दिवस तो माणूस बायकोच्या सततच्या बोलण्याला कंटाळतो आणि गाडीला बैल जुंपून वडिलांना घेऊन जंगलात जाण्यास निघतो. त्याचा मुलगाही त्याच्याबरोबर जाण्याचा हट्ट धरतो.

जंगलात खूप दूर गेल्यावर तो माणूस एक खड्डा खणू लागतो. त्याचा मुलगा त्याला विचारतो, "बाबा, तुम्ही हा खड्डा का खणत आहात?"

"माझ्या वडिलांना पुरण्यासाठी. त्यांचा आता आपल्याला काहीही उपयोग नाही." तो माणूस उत्तरतो.

काही वेळाने तो थोडा वेळ विश्रांतीसाठी थांबलेला असता, त्याचा मुलगा त्या खड्ड्याच्या थोडे पुढे आणखी एक खड्डा खणायला सुरुवात करतो. "तू हे काय करतो आहेस बेटा?" त्या माणसाने विचारले.

"तुम्ही म्हातारे झाल्यावर तुम्हाला पुरण्यासाठी खड्डा, बाबा. तुम्ही खड्डा खणायला खूप वेळ लावलात आणि बिचाऱ्या आजोबांना किती वेळ इथे तिष्ठावे लागते आहे. मला तुम्हाला असे कष्ट देण्याची इच्छा नाही."

मुलाचे शब्द ऐकून तो मनुष्य स्तब्ध होतो. त्याचे मत बदलते, तो आपल्या वडिलांना परत घरी घेऊन जातो आणि त्यानंतर त्यांना चांगली वागणूक देतो.

एका जागी उभे राहून वाट पाहणारेदेखील सेवा करत असतात

महान इंग्लिश कवी मिल्टनचे "एका जागी उभे राहून वाट पाहणारेदेखील सेवा करत असतात." हे वचन पालकांच्या भूमिकेलाही

लागू पडते, कदाचित अधिक चपखलपणे. अंतरात खूप प्रेम आणि जाणीव ठेवून मुलांच्या सान्निध्यात, त्यांच्या आसपास, केवळ उपस्थित राहूनही पालक त्यांच्या जीवनात एक महत्त्वाची भूमिका निभावू शकतात.

अगदी चांगल्या भावनेने का असेना, पण तुम्ही जर मुलांना सारख्या सूचना देत असाल, तर 'तुला काही कळत नाही. चांगले-वाईट काय ते समजण्याची तुझी कुवत मर्यादित आहे. म्हणून मी काय सांगतो ते ऐक.' असाच संदेश त्याला मिळत असतो. "आपल्या मुलांना यशस्वी करण्यासाठी पालकांनी काय करावे?" या विषयावरील निबंधस्पर्धेत हैदराबादच्या डी.ए.व्ही. पब्लिक स्कूलच्या कु. पद्मजा हिने तरुण मुला-मुलींची एक प्रातिनिधिक प्रतिक्रियाच व्यक्त केली आहे. ती लिहिते, 'मुलांना त्यांनी जन्म दिला आहे. त्यामुळे त्याच्या वा तिच्या प्रत्येक कृतीबद्दल मतप्रदर्शन करणे हा आपला जन्मसिद्ध हक्क आहे, असे पालकांना वाटत असते! मुलांच्या भावना आणि विचारांना ते फार कमी लेखत असतात. कधीकधी तर भारतावर राज्य करून गेलेल्या ब्रिटिशांपेक्षाही वाईट आढ्यतखोरपणा ते करतात."

मुलांच्यात अशा प्रकारची नाराजी निर्माण करणे टाळण्यासाठी आणि तरीही त्यांच्या नियतीला योग्य वळण देण्यात परिणामकारक अशी भूमिका निभावण्यासाठी, पालकांनी सक्रियपणे ऐकणे शिकायला हवे. सक्रियपणे ऐकण्यामुळे, पालक आणि मुलांमधील सुसंवादाचा पूल शाबूत राहतो आणि मुलांना यशस्वी बनविण्याच्या अधिकाधिक संधी पालकांना मिळत राहतात.

■

८

सक्रियपणे ऐकण्याने दोन्ही तीर जोडले जातात

रात्री उशिराने घरी येणाऱ्या आणि सध्या कोणता अभिनेता आघाडीवर आहे त्यानुसार चित्रविचित्र कपडे घालणाऱ्या, तसेच जवळजवळ रोज वेगवेगळ्या ढंगाने बोलणाऱ्या मुलाबद्दल आदर दर्शवणे किती कठीण आहे, हे घरात तरुण मुले असणाऱ्या बहुतांश पालकांना माहीत असेल.

तुमचा तरुण मुलगा वेळोवेळी तुमच्यावर चकित होण्याची पाळी आणणार, यात नवल नाही. कधी तो लांब केस ठेवायला सुरुवात करून तुम्हाला अवघड वाटायला लावेल. तुम्ही जर मुंबईसारख्या महानगरात राहत असाल, तर एखाद्या दिवशी तो जीन्स घालून रात्री उशिरापर्यंत एखाद्या डिस्को क्लबात जायचे म्हणेल, तर दुसऱ्याच दिवशी, जे. कृष्णमूर्ती किंवा ओशो रजनीशांच्या तत्त्वज्ञानाबद्दल बोलायला लागेल आणि कदाचित, पायजमा व कोल्हापुरी चपलांमध्ये दिसेल. तेरा ते एकोणीस हे वयच असे आहे, की या वयात मुले जणू आपल्याला कोणता चेहरा शोभून दिसतो हे बघण्यासाठी विविध मुखवटे आणि व्यक्तिमत्वे धारण करावीत, तसे वागत असतात.

पंचशील प्रकारचे पालक, मुले जे काही करत आहेत त्यात ढवळाढवळ न करता ही परिस्थिती हाताळत असतात. शिस्तप्रिय पालक, ठामपणे 'हे नको, ते नको' अशा अनेक नकारात्मक सूचना जारी करतात. पण

'हे करू नकोस' असे म्हणण्याने फारसे काही त्यांना साध्य होत नाही. मी पूर्वी म्हटल्याप्रमाणे, मुलांच्या आणि त्यातही तरुण मुलांच्या शब्दकोषात 'नको' हा शब्दच जणू गाळला गेलेला असतो.

याचा अर्थ मुलांच्या स्वच्छंद वागण्याला तुम्ही शरण जावे असा आहे का? नक्कीच नाही. पण अशा प्रसंगांमध्ये, तुम्ही थोडी सहनशीलतादेखील दाखवायला हवी. सहनशीलता म्हणजे, तुमचा मुलगा मोठाले, ढगळ कपडे घालून फिरायला लागला किंवा मुलगी

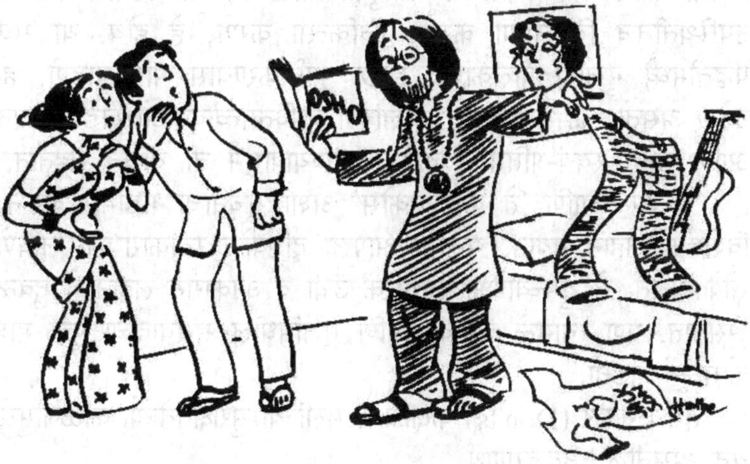

रात्री दहा वाजता परतली, किंवा तुमच्या मुलांनी त्यांच्या 'मित्रांची' टोळकी घरी आणली आणि तुमच्या अस्तित्वाची दखलही न घेता, घरभर पसारा वा घाण करून ती बाहेर पडली, तरीही तुम्ही ते शांतपणे बघत बसायचे, असे आहे का? नाही. सहनशीलता म्हणजे हे सर्व अजिबात नाही. तुम्ही जर बाल-केंद्रित पालक असाल, तर यावरील उपाययोजनांमध्ये अनेक गोष्टींचा समावेश असेल आणि तुम्हाला त्या अंगिकारणे सहज शक्य होईल. या उपाययोजनांमध्ये, सक्रियपणे ऐकणे, स्वायत्तता प्रदान करणे आणि मुलांना स्वीकृती, सन्मान व जगण्यासाठी एक अनुकरणीय आकृतीबंध पुरवणे, यांचा समावेश

होतो. सक्रियपणे ऐकणे, याबद्दल चर्चा करण्यापूर्वी त्याला कोणते संभाव्य पर्याय आहेत, ते बघू या.

संभाव्य पर्याय

दबाव टाकणे

मुलांना स्वायत्तता आणि सन्मान पुरवणे व त्यांचे बोलणे सक्रियपणे ऐकणे, या वागण्याच्या पद्धतीला पर्याय म्हणजे त्यांच्यावर दबाव टाकणे, त्यांना रागावणे, उपहास करणे, त्यांना उपदेशाचे डोस पाजणे, विनोद करणे आणि त्यांच्या वर्तणुकीमागील त्यांच्या प्रेरणांचे त्यांच्या उपस्थितीतच विश्लेषण करणे, चिकित्सा करणे, हे होय. या सर्व पद्धतींमध्ये मुलांना पालकांच्या इच्छा पूर्ण करण्यास भाग पाडणे, हा उद्देश असतो. ह्या पद्धतींमध्ये, मुलांच्या व्यक्तिमत्वावर ओरखडे उठतात आणि उत्तम स्वयं-प्रतिमा विकसित करण्यापासून ती वंचित राहतात.

'हे कर' आणि 'ते करू नकोस' अशा सूचनांचा भडीमार करून, विशेषत: लहान वयात, मुलांना आपला दृष्टिकोन स्वीकारायला लावणे सोपे असते. ते तुमच्यापेक्षा शारीरिक उंची व आकाराने लहान व दुबळे असतात. पण त्यामुळे पालक आणि मुलांमधील सुसंवादाचा पूल मात्र कोसळून पडतो.

तुमचे नकार (Don'ts) कदाचित, मुलांच्या सुरक्षिततेच्या काळजीमुळे येत असतील. उदाहरणार्थ,

"दिवेलागणीनंतर घराच्या बाहेर जाऊ नकोस."

"त्या नदीच्या पाण्याजवळ जाऊ नकोस."

"त्या मुलाशी बोलू नकोस, तो चांगल्या घरातला मुलगा नाही."

"रात्रभर बाहेर रहायचे असेल, तर तू सहलीला मुळीच जायचे नाही."

काही बाबींमध्ये, मुलांच्या दृष्टीने काय योग्य वा अयोग्य आहे हे फक्त तुम्हालाच कळते, असे तुम्हाला वाटत असते. अशा वेळी तुमचे नकार असे असतील-

"खाताना बोलू नकोस."

"तुम्ही तिघे कुठे निघालात? तीन हा आकडा अशुभ असतो हे

तुम्हाला माहीत नाही का? तीन जण गेल्यावर कुठलेही काम होत नसते.''

"शर्टचे वरचे बटन उघडे टाकू नकोस.'' "आज ते कपडे नको घालूस.''

"नको, ती साडी नको. तुला ती खुलत नाही.''

"सकाळी उठून गोड खाऊ नकोस. तुझी भूक मरेल. तू ते जेवणानंतर खा.'' "ताठ बस. ताठ उभे रहा.''

"नाही, तू कॉमर्सला प्रवेश घेऊ नकोस, विज्ञानशाखा निवड.''

लहान मुलांना काय वाटते

दबाव टाकणाऱ्या पालकांबद्दल मुलांना काय वाटते, हे तुम्हाला ऐकायचे आहे? *पार्थ* या नियतकालिकाने जेव्हा "जर आवडीप्रमाणे हवे तसे पालक मिळण्याची सोय असती, तर तुम्ही कुठल्या प्रकारचे पालक निवडले असते?'' या विषयावर एक निबंधस्पर्धा घेतली, तेव्हा १३०० मुलांनी त्यात भाग घेतला.

सोनल आचार्य, या भोपाळच्या कारमेल कॉन्व्हेंट स्कूलमध्ये शिकणाऱ्या विद्यार्थिनीने लिहिले, "मी ज्या पालकांची निवड करीन, ते आपल्या इच्छा आपल्या मुलांवर लादणार नाहीत. आणि असे पालक मिळणे महाग असल्याने त्यांची किंमत आम्ही हप्त्या-हप्त्याने देऊ.''

केंद्रीय विद्यालय, सुरडामधली रीना म्हणाली, "मी काय आणि केव्हा खावे, हे त्यांनी मला सांगू नये. मला जे हवे ते देण्याएवढे चांगले त्यांनी असावे.''

दबाव टाकणाऱ्या पालकांबद्दल, सेंट फ्रान्सिस डी सेल्स प्रशाला, नवी दिल्ली, मधील कविता देव लिहिते, "आम्हाला ज्यात रस वाटत नाही, अशा विषयांचा अभ्यास करण्यास पालकांनी आम्हाला भाग पाडू नये. हत्तीला पिले कशी होतात किंवा जगात किती माणसे कॉफी पितात, वगैरे गोष्टींमध्ये मला रस का असावा?''

लॉरेटो कॉन्व्हेंट, मुंबईच्या श्वेता शर्माने लिहिले, "मी निवडलेले पालक माझ्या खेळण्याच्या वेळेवर बंधने घालणार नाहीत. मला बॅडमिंटन खेळायचे असताना, ते सोडून मी कुठल्यातरी आदरणीय (खरे तर कंटाळा आणणाऱ्या) नातेवाईकांकडे भेटायला जाण्याची अपेक्षा ते करणार नाहीत.''

मुलांना आवडो न आवडो, काही गोष्टी त्यांना करायला लावणे

आवश्यक असते, हे तर खरेच. पण त्यासाठी त्यांच्यावर दबाव टाकणे हा मार्ग मात्र नाही, आणि त्याने काही साध्यही होत नाही.

रागावणे

मुलाचे शब्द किंवा कृती जेव्हा तुमच्या मापदंड आणि संकल्पनांशी जुळत नाही, तेव्हा त्याला रागावणे आणि विशेषतः त्याच्या मित्र-मैत्रिणींसमोर, म्हणजे सुसंवादाचे धागे तुटण्याची निश्चिती. सर्वच सजीव प्राण्यांप्रमाणे, मानवप्राणीही सतत आनंद शोधण्याच्या आणि दुःख टाळण्याच्या प्रयत्नात असतो. दुःख आणि वेदना देणाऱ्या वस्तूपासून शक्य तेवढे दूर राहण्याचा प्रयत्न प्राणी करत असतात. काही नेहमी ऐकू येणारे शेरे खाली देत आहे–

"काय? शाई सांडलीस? किती अव्यवस्थित मुलगा आहेस तू!" (याऐवजी तुम्ही जर असे म्हटले असते, की 'तू शाई सांडलीस ना, मग आता जा. जाऊन एक फडके घेऊन ये. आपण ती पुसून टाकू' तर मुलाला तुमच्याबद्दल कृतज्ञ वाटले असते, आणि पुन्हा असे न होण्यासाठी त्याने मनापासून प्रयत्न केला असता.)

"फोडलास ना कप? तो मी कलकत्त्याहून आणलेल्या महागातल्या सेटमधला होता. तू वस्तू पक्क्या धरतच नाहीस! साधा कप पण तुला नीट हाताळता येत नाही."

"काय पण रिपोर्ट आहे! तू जर एस.एस.सी.च्या परीक्षेत असे गुण मिळवलेस, तर तुला चांगल्या महाविद्यालयात, विज्ञानशाखेला प्रवेश कसा मिळणार? तू एखादा कारकून नाहीतर शिक्षक होशील."

हे बोलून तुम्ही मुलाला न्यूनत्वाची भावना देणारी भविष्यवाणीच केली असे नव्हे, तर शिक्षकांना काहीही मान नाही आणि काहीच जमले नाही, तर लोक शिक्षक होतात, हाही संदेश त्याला दिलात. मी याआधीच सांगितले आहे, की आपण आपल्याला जे आवडते त्यातूनच आणि जो आवडतो त्याच्याकडूनच शिकत असतो. तुमच्या या प्रकारच्या विधानांमुळे मुलाला शिक्षकांबद्दल जवळीक वाटणे कठीण होईल आणि मग त्यांच्याकडून काही शिकणेही त्याला कठीणच जाईल.

असे सारखे दोष देण्याने मुले बंडखोर होतात आणि एखाद्या प्रसंगातून त्यांनी धडा शिकण्याची आशा जवळजवळ शून्य होते.

पालकांच्या रागवण्याबद्दल तरुण मुले-मुली कय म्हणतात ते पहा :

"माझ्या आईने माझ्यावर कधीच ओरडता कामा नये. मला त्याची चीड येते. माझ्या चुका तिने दुरुस्त कराव्यात व त्या मी कशी टाळू शकले असते, हे मला प्रेमाने समजावून सांगावे." आर. कविता, या केंद्रीय विद्यालय, पॉन्डीचेरीच्या विद्यार्थिनीने लिहिले होते.

टागोर पब्लिक स्कूल, जयपूरच्या मीनाक्षी मालपाणीने लिहिले होते, "आपले आदर्श माझ्यावर न लादणारे पालक मी मागेन. मी जेव्हा वेगळे काही सुचवते, तेव्हा प्रत्येक वेळी त्यांच्या हृदयाचा ठोका चुकायला नको. हे भगवान! मला सारखे रागावणाऱ्या आणि उपदेश, उपदेश आणि फक्त उपदेश देणाऱ्या पालकांना मी कंटाळून गेले आहे."

उपहास करणे

मुलाच्या लकबींची, त्याच्या कपड्यांची आणि त्याच्या कुठल्याही कल्पनेची टिंगल करणे वाईटच. मग त्याच्या कल्पना तुमच्या मते कितीही वाईट, अयोग्य आणि समाजविरोधी असल्या तरीही असे करणे योग्य नाही. तुमच्या दिवाणखान्याच्या भिंतींना रंग देण्याचा विचार चालू असताना, "भिंतींना फिकट निळा रंग दिलेला मला आवडेल, तो किती छान रंग आहे," अशी सूचना तुमची नऊ वर्षांची मुलगी कदाचित देईल.

अशा वेळी तुम्ही जर असे म्हणाल, की "तुला रंगांमधले काय कळते? तुझ्या आवडीचा रंग मी अजिबात देणार नाही." तर आपली स्वयं-प्रतिमा बनवण्याची तुमच्या मुलीची, एक उत्तम संधी तुम्ही घालवून बसाल. तुमच्या मुलांच्या मताला तुम्हीच किंमत नाही दिली, तर कोण देणार?

समजा, एके दिवशी तुमची तरुण मुलगी एखादा लोकप्रिय हिंदी चित्रपट पाहून घरी आली आणि म्हणाली, "पुढल्या आठवड्यापासून मी शाळेत जीन्स आणि शर्ट घालून जाणार." तर तुम्ही कदाचित या कल्पनेची टिंगल कराल. पण त्यामुळे तिला ती कल्पना अधिकच चांगली वाटेल, विशेषत: ती तेरा ते एकोणीस या वयोगटात असेल, तर नक्कीच. सक्रियतेने ऐकणे, या एकाच मार्गाने तुम्ही तिला या कल्पनेपासून परावृत्त करू शकाल. तिला जीन्स न घालण्याचा हुकूम

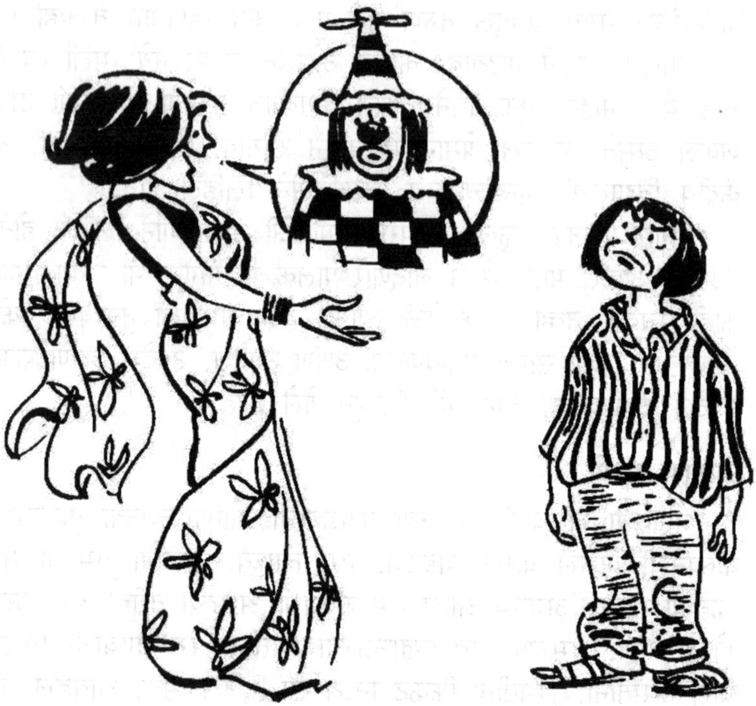

सोडण्याने किंवा तिच्या कल्पनेची टिंगल करण्याने, तिच्याबरोबर सुसंवाद साधण्याचा पूल तुम्ही पाडून टाकाल.

तुमचा मुलगा हिंदी चित्रपटांसाठी गाणी लिहिण्याची स्वप्ने पाहत असेल, तर "काय मूर्खपणा आहे! त्याने त्याच्या आईच्या चुलत भावाकडून कविता करणे उचललेले दिसते. आणि तो तर गरीबीतच पिचत मेला." अशा शब्दात तुम्ही ती कल्पना हास्यास्पद ठरवाल. मुलांच्या कामाची किंवा लकबींची दुसऱ्यांशी तुलना केली, तर त्यांना ते टिंगल केल्यासारखे वाटत असते. कु. प्रिया लिहिते, "माझ्या आईने माझी तुलना इतर कुणाशी करू नये. सुनील (तिचा भाऊ) खेळात किती बक्षिसे मिळवतो, असे देखील तिने म्हणू नये."

सेंट फ्रान्सिस डी सेल्स प्रशाला, नवी दिल्ली, ची कविता देव पालकांकडून होणाऱ्या उपहासाबद्दल लिहिते, "ते पालक झाले, की ते स्वत: लहान असताना त्यांना काय वाटायचे, हे ते सोयिस्करपणे

विसरून जातात, बाकी काही नाही. कुठल्याही लहान मुलाला आपली टिंगल केलेली आवडत नसते.''

मुंबईची दीपा राजा म्हणते, ''पालकांनी दुसऱ्यांसमोर आमचा पाणउतारा करू नये.''

कदाचित काही हलक्या दर्जाची पुस्तके वाचनात आली त्यावरून किंवा टीव्हीवरील रात्री उशीरा दाखवले जाणारे, प्रौढांसाठीचे चित्रपट पाहून, तुमचा मुलगा काहीतरी अश्लील विचार व्यक्त करत असेल. पण त्याची टिंगल करण्याने तो कोषात शिरून बसेल आणि मग सुसंवाद अशक्य होईल.

तेरा ते एकोणीस या वयोगटात मुलांना खूप असुरक्षित वाटत असते. ही मुले आपल्या अंतरातील या असुरक्षिततेच्या भावनेवर मात करण्यासाठी, वरपांगी वेडगळ वाटणाऱ्या अनेक गोष्टी करत असतात. उपहास केल्याने, अंतरातल्या असुरक्षिततेवर मात करणे त्यांना अवघड होऊन बसते. त्यांना त्यांच्या भावना जाणून घेतलेल्या हव्या असतात, बस्! आणि केवळ सक्रियतेने ऐकण्यातूनच त्यांना तसा संदेश मिळतो. हा विचार मी थॉमस गॉर्डन यांच्याकडून घेतलेला आहे. (P.E.T. Parent Effectiveness Training by Thomas Gordon, New American Library द्वारा प्रकाशित)

शिकवणे

एकदा मुलगा अकरा किंवा बारा वर्षांचा झाला, की कसे वागायचे हे त्याला शिकवण्याच्या प्रयत्नांचा अपेक्षित परिणाम मिळत नाही. तो ५ ते ७ वर्षांचा असेपर्यंत त्याला आई आणि बाबांचे (आणि सहसा याच क्रमाने) ऐकायला आवडते. त्यानंतर, साधारण ११ वर्षांपर्यंत, तो आई-बाबांचे ऐकत असतो, पण त्याचबरोबर स्वत:चे तर्क लढवायला देखील तो शिकत असतो आणि त्याला ते आवडते. वयाच्या ११ वर्षांनंतर, मुलगा तुमच्या सांगण्याने नव्हे, तर तुम्ही त्याच्यासमोर मांडलेल्या आकृतीबंधातून शिकत असतो. अनेक शिक्षणतज्ज्ञांचे ज्यावर एकमत आहे, अशी गोष्ट म्हणजे, प्रयोग करण्यातून आणि माहिती करून घेण्यातून शिकणारा मुलगा, पालक वा शिक्षकांकडून शिकणाऱ्या मुलांपेक्षा अधिक चांगल्या स्थितीत असतो. झ्याँ प्येज (Jean Piaget) ने म्हटले आहे, ''प्रत्येकवेळी

जेव्हा मुलाला तुम्ही काही शिकवता, तेव्हा त्या गोष्टीचा नव्याने शोध लावण्यापासून तुम्ही त्याला वंचित करत असता.''

विनोद करणे

समजा एखाद्या मुलाचे त्याच्या मित्राशी भांडण झाले असेल आणि त्यामुळे त्याला एकाकी वाटत असेल, तर अशा प्रसंगी विनोद करून त्याला हसवणे हे आपले कर्तव्य आहे असे तुम्हाला वाटू शकेल. पण मुलाच्या दृष्टीने त्यावेळेला त्याच्यापुढे एक खरीखुरी समस्या उभी असते. आणि ती समस्या समजावून घेण्यास व हाताळण्यास त्याला मदतीची गरज असते. त्यावेळेस, ''एक मित्र तुटला तर काय झाले? तुला त्याच्यापेक्षाही चांगले आणखी दहा मित्र मिळतील.'' असे बोलून त्याला हसवण्याचा प्रयत्न करण्यापेक्षा, ज्याला सक्रियतेने ऐकणे म्हणतात, त्याद्वारे ती मदत त्याला पुरवणे शक्य आहे. तुमच्या विनोदामुळे, त्याला एवढे चिंतेत पाडणाऱ्या समस्येचे तुमच्या दृष्टीने काहीच गांभीर्य नाही, असे त्याला वाटू शकते. त्याने त्याच्या समस्या, त्याच्याजवळ असलेल्या साधनांच्या सहाय्यानेच हाताळण्यास शिकणे, हे केव्हाही श्रेयस्कर.

विश्लेषण/चिकित्सा

मुलाच्या तोंडावर, त्याचा तृतीय पुरुषी एकवचनी उल्लेख करून, त्याच्या वागण्याचे विश्लेषण करणे हा सुसंवादाचा धागा तोडण्याचा आणखी एक मार्ग. सहसा एखादे वडील, अर्थातच चांगल्या उद्देशाने, म्हणत असतात, ''तुषार कधीच लवकर उठू शकत नाही. तो अगदी तान्हा असल्यापासूनच आळशी आहे. त्याला कुणीच शिस्त लावू शकणार नाही.'' तुषार मग कदाचित तुमची ही भविष्यवाणी खरीच ठरवेल.

एक महत्त्वाची सूचना : काहीही झाले, तरी तुमची मुले झोपलेली असताना त्यांच्याबद्दल काही शेरे मारू नका. मुले जेव्हा झोपलेली असतात, तेव्हा त्यांचे सुप्त मन मात्र जागेच असते. आपल्या झोपेत गाढ निद्रा व विरोधाभासात्मक निद्रा यांचे चक्र चालू असते. विरोधाभासात्मक निद्रा म्हणजे आपण ज्यात स्वप्ने बघतो, ती अवस्था. तिला इंग्रजीत रॅपीड आय मूव्हमेंट (REM) निद्रा असेही म्हणतात, कारण तीत आपल्या डोळ्यांच्या बुबुळांची वेगाने हालचाल होत असते. या आरईएम

निद्रेत असताना मुलांनी एखादा शेरा ऐकला, तर त्याचा त्यांच्यावर खूप खोलवर परिणाम होतो.

आपल्या मुलांशी सुसंवाद साधण्याचा कुठलाही परिणामकारक मार्ग नाही का? या प्रश्नाचे उत्तर सक्रियतेने ऐकण्यात दडलेले आहे. तुमच्या मुलांशी सुसंवादांचे पूल बांधणे आणि ते टिकवणे, या दृष्टीने सक्रियतेने ऐकणे खूपच परिणामकारक ठरते.

प्रथम विश्वासाचा पूल बांधा

काही प्रगत समाजांमध्ये कधी-कधी वडीलदेखील "आईपण" निभावतात. हे खरे असले, तरीही उपलब्ध पुरावे मात्र, मूल किमान सहा वर्षांचे होईपर्यंत त्याच्याशी सुसंवाद साधण्याचे कार्य एक आईच जास्त चांगले करू शकते, हेच सुचवतात. स्तनपान करणारी अर्भके तर मातेच्या बरोबरीनेच स्वप्ने बघत असतात, असे निरनिराळ्या प्रयोगांमधून आढळून आलेले आहे. पण स्तनपान करणारे अर्भक आणि त्याची आई, यांचे गाढ निद्रा, विरोधाभासी निद्रा आणि पुन्हा गाढ निद्रा हे चक्र तंतोतंत जुळत असते, असे असावे.

आजच्या सुसंस्कृत समाजातही, एखाद्या गर्दीच्या ठिकाणीदेखील आपल्या मुलाचे रडणे आईला बरोबर ऐकू येते. दक्षिण-पश्चिमी आफ्रिकेतील (नामिबिया) वन्य जमातीतील मुले, मातीत उमटलेल्या अनेक ठशांमधून आपल्या आईच्या पावलांचे ठसे बरोबर ओळखू शकतात. म्हणूनच, मुलांशी सुसंवाद साधण्यासाठी आई हीच सर्वथा योग्य व्यक्ती आहे. तिच्या आणि मुलांच्या दरम्यान विश्वासाचा पूल आधीच उभा राहिलेला असतो. तो सुस्थितीतच राहिला ही काळजी तिने घेणे आवश्यक असते. मुले तारुण्यात पदार्पण करताना आणि पालकांकडून शिकण्याची त्यांना फारशी इच्छा नसताना, हा पूल उपयोगी पडतो.

बाल-केंद्रित पालक मुलांवर दबाव टाकणे, त्यांना रागावणे, टिंगल करणे, त्यांना उपदेशाचे डोस पाजणे, विनोद करणे आणि त्यांच्या वागण्या-बोलण्याचे विश्लेषण करणे, हे सर्व करण्याऐवजी, अनुकरण करण्यासाठी वर्तणुकीचा आकृतीबंध पुरवत असल्यामुळे, मुलांशी सुसंवादाचे त्यांचे पूल सदैव उघडेच असतात. ते त्यांच्या स्वायत्ततेविषयी, एक विशिष्ट मार्ग किंवा कारकीर्द अनुसरण्याच्या त्यांच्या निग्रहाविषयी आदर बाळगतात.

स्वतंत्र व्यक्ती म्हणून ते आपल्या मुलांचा आदर करतात. त्यांच्या विचारपद्धती आणि त्यांनी केलेल्या चुकांप्रती ते संयम बाळगतात. आणि तेवढेच महत्त्वाचे म्हणजे, मुलांना काय म्हणायचे आहे, हे ते सक्रियतेने ऐकत असतात.

सक्रियतेने ऐकणे म्हणजे काय?

असे म्हटले जाते की, जो सर्वात कमी शासन (कर्म) करतो, तोच सर्वांत उत्तम शासन करतो. (He governs the best, who governs the least). तद्वतच्, जो सर्वात कमी बोलतो आणि सर्वात अधिक ऐकून घेतो, तोच उत्तम संवाद साधतो. अर्थात, हे ऐकणे सक्रिय हवे. शाळेत त्यांनी काढलेले चित्र, खेळलेला एखादा सामना, मित्राच्या घरी पाहिलेला संगणक अशा गोष्टींबद्दल तुम्हाला सांगताना मुलांना किती सांगू अन् किती नाही असे वाटत असते. ते तुमच्याशी बोलत असताना, वर्तमानपत्राच्या मागून किंवा त्यांच्याकडे पाठ करून किंवा टीव्हीच्या पडद्यावरची नजर न हटवता किंवा स्वयंपाक करता करता, तुम्ही “हं हं, अच्छा, हो का?,” असे करता का? मुलांचे बोलणे म्हणजे शाळकरी मुली सहसा करत असतात ती बडबड असो वा मुलांनी नुकत्याच पाहिलेल्या

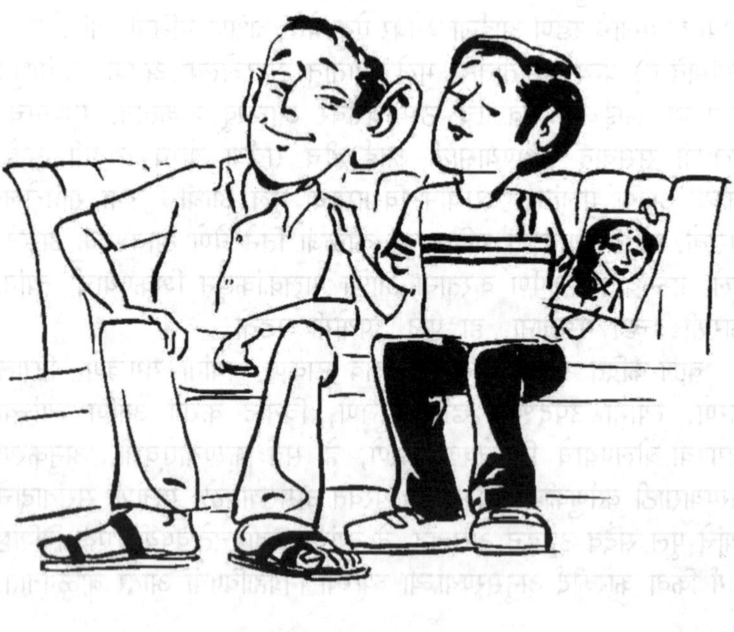

एखाद्या चित्रपटातील प्रसंग असोत, पण लक्षात ठेवा, त्यांच्या दृष्टीने अत्यंत महत्त्वाचे असे काहीतरी ती तुमच्याशी वाटून घेऊ इच्छित आहेत, तुमच्याशी संवाद साधू पाहत आहेत. त्यामुळे, त्यांचे बोलणे ऐकण्यासाठी वेळ काढा. तुम्ही जर फार महत्त्वाचे असे काही करत नसाल, तर आपले पूर्ण लक्ष त्यांच्याकडे ठेवा आणि त्यांना बोलू द्या. तुम्ही जर कशात तरी खूपच गढलेले असाल तर त्यांना तसे सांगा. "एक दहा मिनिटे थांब नीता, गाडी चालवत असताना (किंवा स्वयंपाक करत असताना) मी दुसरीकडे लक्ष देऊ शकत नाही." असे काहीतरी बोला. पण नंतर, "हं, आता सांग," असे म्हणून संभाषण पुन्हा सुरू करण्याची जबाबदारी मात्र तुमची आहे.

बालवयातली उद्देशहीन बडबड जर तुम्ही ऐकत राहिलात, तर तुम्ही आणि तुमच्या मुलांच्यामध्ये विश्वासाचा पूल बांधण्यास आणि टिकवून ठेवण्यास तुम्हाला या गोष्टीची मदत होईल आणि पुढे मुलांच्या तरुणपणी त्याचा उपयोग होईल. मुलांना जेव्हा काहीतरी महत्त्वाचे कुणाला तरी सांगावेसे वाटेल, तेव्हा स्वाभाविकच ती तुमच्याकडे वळतील. मग मुलींच्या बाबतीत ती परीक्षेतील अपयशाची भीती असो, आपल्या आकर्षकपणाबद्दल वाटणारी अस्वस्थता असो किंवा मासिक पाळीत होणारा त्रास असो, आणि मुलांच्या बाबतीत मित्राशी झालेली मारामारी, शिक्षकांशी झालेला वाद वा "पहिल्या प्रेमा"त झालेली निराशा असो. सक्रियतेने ऐकण्याद्वारे तुम्ही त्यांना दिलासा देऊ शकाल, त्यांना त्यांच्या कोषातून बाहेर काढून पुन्हा सक्रिय बनवू शकाल. विश्वासाचा हा पूल जर अस्तित्वात नसेल, तर त्यांच्या संकटसमयी ती वाईट संगतीला लागतील, अमली किंवा मादक पदार्थांच्या आहारी जातील किंवा अगदी टोकाचे म्हणजे घरातून पळून जातील वा आत्महत्येस प्रवृत्त होतील.

एखाद्या क्षुल्लक प्रसंगावरून किंवा जराशा बोलण्यावरून, आपल्यावर आभाळ कोसळले आहे असे जेव्हा तरुण मुलांना वाटत असते, तेव्हा खरे तर त्यांना गरज असते शांतपणे आणि कुठलेही मत न बनवता, कुणीतरी त्यांचे म्हणणे ऐकून घेण्याची. आणि अशा वेळेला, दुखावलेल्या मनावर फुंकर घालण्याचे अत्यंत परिणामकारक साधन म्हणजे सक्रियतेने ऐकून घेणे. माझ्या मते सल्ला घ्यायला येणाऱ्या व्यक्तींचे म्हणणे सक्रियतेने ऐकून घेणे, हे समुपदेशकांचे (Councellor) मुख्य काम असते.

कधी कधी, आपल्या अत्यंत व्यक्तिगत स्वरूपाच्या समस्या तरुण

मुले माझ्याजवळ ज्या सहजतेने सांगतात, त्यामुळे मी आश्चर्यचकित होतो. मी त्यांच्या भावना जाणून घेऊन त्यांचे बोलणे ऐकू शकतो आणि घेतो, यामुळेच मुख्यत: एवढ्या विश्वासास मी पात्र ठरतो. काही वेळा, समस्येचे कुठलेही समाधान पुरवणे मला शक्य नसते आणि त्या मुलांचे वडील जे बोलले असते, तेच मीही बोलतो. पण तरीही, जवळजवळ प्रत्येकवेळी, ही मुले माझ्याशी बोलल्यानंतर आमच्यात एक विश्वासाचे नाते निर्माण होते, आणि त्यांच्या समस्यांचे ओझे डोक्यावरून उतरल्याप्रमाणे मुक्त मनाने ती परत जातात. मी हे फक्त एवढ्याचसाठी सांगितले, की काही कारणास्तव पालकांना त्यांच्या मुलांची महागातले बूट घेण्याची, नवीन वर्षाच्या पार्टीला जाण्याची वा एक रात्र बाहेर राहावे लागणाऱ्या सहलीची इ. सारखी एखादी इच्छा पूर्ण करता आली नाही, तर त्यांनी फार चिंता वाटून घेण्याची गरज नाही. स्वत:ला मुलाच्या जागी ठेवून ऐकून घ्यायला शिका. नंतर मग, त्यांनी तुमचा जेवढा आदर करावा असे तुम्हाला वाटते, तेवढ्याच आदराने त्यांना तुमचा दृष्टिकोन समजावून सांगा. तुम्हाला गयावया करण्याची गरज नाही. आपली अगतिकताही दर्शवण्याची गरज नाही.

सिकंदराने जेव्हा पोरसाला विचारले, तुला कशी वागणूक हवी, तेव्हा पोरस म्हणाला, "एका राजाने दुसऱ्या राजाला द्यावी तशी."

तुमच्या मुलाला किंवा मुलीला, तुम्ही त्यांचा आदर करावा असे वाटते. पण तुम्ही स्वत:देखील स्वत:चा आदर करत असाल, तर त्यांना तुम्ही जास्त आवडाल. एक राजा दुसऱ्या राजाचा जसा आदर करेल, तसा आदर त्यांना हवा असतो. त्यांच्या प्रेम व प्रशंसेची जागा, हे तुमचे स्थान राहायलाच हवे. मुलांना हव्या असलेल्या वस्तू दिल्या नाहीत, तर मुलांना आपल्या पालकांचे कौतुक राहत नाही, हा समज चुकीचा आहे.

एक रात्र बाहेर जाण्याचा समावेश असलेल्या सहलीला आपल्या समवयस्कांबरोबर जाण्याची परवानगी वडिलांनी दिली नाही, म्हणून एका तरुण मुलीने मला एक लांबलचक तक्रारवजा पत्र पाठवले होते. "त्यांचा माझ्यावर विश्वास नाही का? माझ्या लहान भावाला मिळणारे हक्क मला का मिळू नयेत? मला थोडे अधिक स्वातंत्र्य मिळायला नको का?"

मी तिला पाठवलेले उत्तरही तेवढेच लांबलचक होते. त्याचा थोडक्यात सारांश असा : "तुझ्या वडिलांचा तुझ्यावर तुझ्या भावाइतकाच विश्वास

आहे, हे नक्की. पण तुझ्या भविष्याची जबाबदारी त्यांच्यावर आहे. कदाचित, तुझे लग्न होईपर्यंत तुझा लौकिक सांभाळण्यासाठीच त्यांची धडपड चाललेली असेल. सर्वसाधारण भारतीय पुरुष-खासकरून दक्षिण भारतीय– आंधळे प्रेम करत असतो. अधिक मोकळ्या मुलींच्या सहवासात त्याला स्वत:ला आनंद वाटत असला तरी, आपल्या बायकोने परपुरुषाशी खाजगीत काही बोललेले देखील त्याला चालत नाही. तू २१ वर्षांची होईपर्यंत धीर धर. तोपर्यंत कदाचित तुझ्या विचारांमध्ये परिपक्वता येईल. तुझ्या वडीलांचे वागणे तुला त्या वेळीही अनाकलनीय वाटत असेल, तर तू त्याला विरोध करू शकतेस. पण लक्षात ठेव, स्वातंत्र्य म्हणजे मोकळीक अधिक जबाबदारी.''

या घटनेनंतर सुमारे तीन वर्षांनी, मला त्या मुलीच्या लग्नाची पत्रिका मिळाली. त्याबरोबर तिच्या वडिलांनी एक फारच भावुक पत्र लिहिले होते, ज्यात त्यांनी त्यांच्या ''आईविहीन मुली''च्या जीवनात मी वठवलेल्या भूमिकेबद्दल कृतज्ञता व्यक्त केली होती.

तरुण मुले-मुली काय म्हणाली?

आपले बोलणे ऐकण्यास उत्सुक असलेले पालक असण्याची मुलांना किती तीव्र इच्छा असते, याचे दर्शन मला मिळालेल्या १३०० निबंधापैकी साधारणपणे अर्ध्या निबंधांमध्ये, मला घडले. जमनाबाई नरसी प्रशालेच्या अल्पा शहाने लिहिले, ''माझ्या बाजूला येऊन बसणारी, माझ्याशी बोलणारी, माझ्याबरोबर हसणारी, खिदळणारी आणि रडणारी आई असणे मला आवडेल.''

त्याच शाळेतल्या मोनिता पंडीत ने लिहिले आहे, ''मी असे पालक मागेन, जे शक्य तितक्या लवकर घरी परततील, म्हणजे मग आम्ही खूप वेळ एकत्र राहू शकू.''

केंद्रीय विद्यालय, पॉन्डीचेरीच्या आर. कविताने लिहिले, ''सतत विमानात नाहीतर पार्ट्यांमध्ये असलेले, प्रचंड यशस्वी व्यावसायिक असलेले वडील मला नाही आवडत. घरी फायली आणून काम करणारे आणि माझ्याबरोबर एखादी संध्याकाळ किंवा एखादा रविवार घालवणे जमत नसणारे उच्च अधिकारी वडीलही मला आवडत नाहीत. त्यांच्याकडून मी काय शिकणार? ...नोकरी करणारी आई देखील मला चालेल...

मात्र रात्री जेवताना मारलेल्या गप्पांमध्ये, तिने तिच्या ऑफीसमधील गमतीजमती, खुलवून सांगितल्या, तरच. तिनेदेखील माझ्या गोष्टी ऐकाव्यात, ती विनोदी, निरोगी, आधुनिक असायला हवी आणि माझ्या किरकोळ विनोदांना देखील तिला हसायला यायला हवे. तिने एक आनंदी मैत्रिण असावे.''

द्रवाभिसरण (Osmosis)

दुसऱ्याच्या भावना जाणून घेऊन ऐकण्याची प्रक्रिया, द्रवाभिसरण या रासायनिक संज्ञेच्या प्रक्रियेसारखीच आहे. दोन जलरूप द्रव्ये एका सछिद्र पापुद्र्याच्या भिंतीने वेगळी करून ठेवली असता, ती द्रव्ये त्या पापुद्र्यातून पलीकडे पाझरतात. ही प्रक्रिया काही वेळा इतकी हळू होत असते, की त्या द्रव्यांचे मिश्रण होताना कळत देखील नाही. पण ते होते हे नक्की. त्याचप्रमाणे, तुम्ही तुमच्या मुलांचे बोलणे त्यांच्या भावना जाणून घेऊन जेव्हा ऐकता, तेव्हा त्यांच्यात एक हळूहळू आणि जाणवण्याजोगा बदल घडून येत असतो. शेकडो तरुण मुला-मुलींचे बोलणे ऐकण्याच्या माझ्या वैयक्तिक अनुभवावरून, ऐकणाऱ्यात देखील जाणवण्याइतपत बदल होतो, असे मी सांगू शकतो. तुम्ही कितीही बुद्धीमान असलात, तरी दुसऱ्याच्या भावना जाणून घेऊन ऐकणे हा तुमच्यासाठीसुद्धा एक फलदायी अनुभव ठरेल.

फक्त ऐका

नव्याने शिकणे, नव्याने शोध लावणे आणि नव्याने काहीतरी करण्यातून आत्मसन्मान विकसित करण्याच्या संधी आपल्या मुलांना मिळाव्यात, असे जर तुम्हाला मनापासून वाटत असेल, तर फक्त ऐका. ती जे काही बोलत असतात वा करण्याच्या योजना आखत असतात, त्यात जास्त ढवळाढवळ करू नका. मुलांना मोठे होत असलेले शांतपणे पाहण्यासाठी तुमच्याकडे खूपच संयम आणि चिकाटी असणे आवश्यक असते. त्याशिवाय त्यांना सतत काहीतरी सांगणे, त्यांच्यासाठी काहीतरी करणे, या गोष्टींचा मोह टाळणे हे कठीण काम असते.

तुम्ही तुमच्या मुलांचे बोलणे ऐकत असता तेव्हा, काहीही झाले, तरी आपण आपल्या आई-वडीलांना स्वीकारार्ह आहोत आणि आपल्याला

त्यांच्या प्रेमाचा आधार आहे, असे मुलांना दिसले पाहिजे. ती आपले विचार आणि भावना व्यक्त करत असताना तुम्ही त्यांच्या जागी स्वत:ला कल्पण्याचा, त्यांच्याशी संपूर्णपणे एकरूप होण्याचा प्रयत्न करायला हवा. त्यांना कुठलाही सल्ला देण्याची वा खोचक प्रश्न विचारण्याची गरज नाही. मुलांना त्यांच्या भावना– त्यांची गोंधळलेली अवस्था, दुःख किंवा नाराजी– समजून घेण्यास मदत करा. ही बाब क्षुल्लक वाटेल, पण आपल्या दबलेल्या भावनांना वाट करून देण्याचा मार्ग त्यांना उपलब्ध करून देणे महत्त्वाचे आहे. तुम्ही जेव्हा प्रेमाने, त्यांच्या भावना जाणून घेऊन आणि त्यांच्याशी एकरूप होऊन त्यांचे बोलणे ऐकता, तेव्हा त्यांनी चांगली कामगिरी न केल्यास त्याबद्दलचे तुमचे दुःख त्यांना जाणवू शकेल. रागावणे वा उपहासाला यात जागाच नाही.

समजा तुमच्या मुलाने लागोपाठ तिसऱ्यांदा वाईट गुण मिळवले आहेत. अशा वेळी सर्वसाधारणपणे आई आणि वडील दोघेही मुलाचे जिणे हराम करून टाकतात. मुलाला त्याच्या जबाबदारीची जाणीव होतच नाही. पण असे करण्याऐवजी तुम्ही वेगळ्या मार्गाचा अवलंब करू शकता.

तो जेव्हा त्याचे प्रगतीपुस्तक आणून तुमच्या हाती ठेवेल तेव्हा ते वाचा. तुम्हाला जर वाईट वाटले, तर मुलापासून ते लपवू नका. शेवटी, तुमचे आई-वडील व सभोवतालचे वातावरण, यांनी तुम्हाला तसे वाटण्याचे वळण लावलेले आहे. तुमचा पुढचा संवाद असा काहीसा असेल;

"तुला चांगले गुण मिळालेले नाहीत."

"नाही."

"तुलाही त्याबद्दल वाईट वाटत असेल, नाही?"

त्यावेळेस त्याच्याकडे एक दृष्टीक्षेप टाकाल, तर त्यांच्या भावनांचा अंदाज तुम्हाला येऊ शकेल. त्याच्या चेहऱ्यावर काहीच भाव नसतील, तर त्याच्यात ते मुद्दाम जागवायची गरज नाही. तुमचे शब्द आणि कृती, त्याच्या भावना अधिक स्पष्ट करण्यासाठी त्याच्यासमोर धरलेला आरसाच जणू असावा आणि अर्थात्, तुम्हाला काय वाटते, ते त्याच्यापर्यंत पोहोचू द्या. पण त्याच्या कामगिरीचे मूल्यांकन करणारे मत व्यक्त करणे आवश्यक नाही. काय असायला हवे किंवा काय असायला हवे होते,

याऐवजी काय आहे, एवढेच बोला. आणि याच गोष्टीचा तणाव निर्माण होतो. काय असायला हवे, हे मुलांनी ठरवायचे असते. तारुण्यात पदार्पण करणाऱ्या (वय वर्षे तेरा ते एकोणिस) मुलांच्या बाबतीत तर विशेषकरून. तसे झाले, तरच ते परिश्रम घेतील आणि यशस्वी होतील. मग यशाविषयीची त्यांची कल्पना काहीही असो.

तुमचा मुलगा कदाचित म्हणेल की, "होय आई. मला खूपच निराश वाटते आहे. बाबांना हे प्रगतीपुस्तक सहीसाठी दाखवायची मला खूप भीती वाटते आहे."

"तू पूर्ण प्रयत्न केले होतेस. तुझे बाबा हे समजून घेणार नाहीत असे तुला वाटते का? म्हणून तुला निराशा वाटते का?"

मग कदाचित खरे काय ते मुलाच्या तोंडून बाहेर येईल, "नाही आई. मी मनापासून प्रयत्न केले नाहीत."

"खरंच? तुला कुठली तरी अडचण होती म्हणून असे झाले असेल का?"

या ठिकाणी, जर मुलाला एखादी समस्या असेलच, तर तो ती सांगेल. किंवा मग तो म्हणेल, "मी आळस केला, हे मला मान्य करायला हवे."

"तुला अभ्यास करायला आवडत नाही. मित्रांबरोबर वेळ घालवणे, सहलींना जाणे किंवा टीव्हीवरचे कार्यक्रम बघणे, यात येणारी मजा सोडून अभ्यास करणे म्हणजे किती कंटाळवाणेपणा, असे तुला वाटते."

"हो. पण मला आता जाणवले आहे, की मला अभ्यास करणे आवडून घेण्यास शिकले पाहिजे. नाहीतर मी जीवनात पुढे कसा जाईन? आई, मला खरेच खूप वाईट वाटते आहे."

"तुला खूपच वाईट वाटते आहे, हे मला दिसते आहे. मलाही वाईट वाटते आहे बेटा. तुला तर माहीत आहे, आपल्या शेजार-पाजारच्या बायका त्यांच्या मुलांनी किती छान गुण मिळवले हे पुन्हा पुन्हा मला सांगत राहतील. पण त्या काय म्हणतात याचे मला वाईट वाटायला नको आहे. मला तुझ्या शैक्षणिक यशाची देखील फार चिंता वाटणार नाही. पण बेटा, मला मनापासून असे वाटते, की तू कशात तरी यश मिळवायला हवे आणि त्यातून तुला तुझी उपजीविका चालवता यायला हवी."

मुलाला जर आईविषयी प्रेम वाटत असेल, तर तो झडझडून उठेल. याक्षणी तो कदाचित म्हणेल, "आई, मी आता अभ्यासावर लक्ष केंद्रीत करेन."

हे तुम्हाला अपेक्षितच असलेले वचन नसावे. तुम्ही बळजबरीने वचने घेऊ नयेत. त्याने हे वचन स्वतः होऊन दिलेले आहे. आणि आता त्याची त्याप्रती भावनिक बांधिलकी आहे. माणूस जेव्हा त्याच्या उद्देशाप्रती भावनिक बांधिलकी स्वीकारतो, तेव्हाच तो उद्देश त्याचे निश्चित ध्येय बनतो आणि मग तो मनुष्य मोठा होतो.

सक्रियतेने ऐकण्यामुळे घरात नको ते प्रसंग न उद्भवता तुम्हाला हवे तसे घडणे शक्य होते. समजा तुम्हाला तुमच्या मुलाला दातांच्या डॉक्टरकडे न्यायचे आहे, आणि तो मात्र त्याचा कंटाळा करतो आहे. अशा वेळी तुमच्याकडे कोणकोणते विकल्प आहेत? तुम्ही त्याला सरळ उचलून घेऊन जाऊ शकता, त्याला जाण्याचा हुकूम सोडू शकता.

दुसऱ्या बाजूला, त्यासाठी तुम्ही सक्रियतेने ऐकण्याचा मार्ग अवलंबू शकता. त्यात तुमचा संवाद काहीसा असा असू शकेल :

मुलगा : मला तुझ्याबरोबर नाही यायचे (त्यावेळेस तो कदाचित तुमच्याबरोबर चालतही असेल).

आई : मला माहीत आहे, तुला खेळायचे आहे.

मुलगा : हो. डॉक्टरांकडे फार दुखते.

आई : दुखतच असते. पण दुखणे कमी करता येते. तुझे बाबादेखील दातांच्या डॉक्टरकडे जाणे टाळत होते.

मुलगा : खरेच का?

आई : त्यांची एक दाढ काढावी लागली कारण ती वाचवणे शक्य होते तोवर त्यांनी डॉक्टरकडे जाण्याचे टाळले. हे बघ बेटा, अधिक चांगले आरोग्य, आनंद किंवा यश मिळवण्यासाठी आपल्या सगळ्यांनाच कधी ना कधी दुःखद गोष्टी सहन कराव्या लागत असतात. परवा, माझे बोट कापले तर मी जाऊन टीटॅनसचे इंजेक्शन घेऊन आले.

मुलगा : इंजेक्शन घेताना खूप दुखले का ग आई?

आई : अर्थातच्. तुला काही दुखले तर तू ओरडतोस, काही वेळा

रडतोस सुद्धा. मी तर तेही करू शकत नाही.

मुलगा : (आईचा हात कुरवाळत) अरेरे! या गोष्टीत, आईने काय केले? तिने मुलासमोर फक्त एक आरसा धरला आणि त्याला स्वत:च्या भावना समजून घेण्यात मदत केली.

मुलांसमोर एक आरसा धरा

केरळातील एक संत नारायण गुरू, यांनी एका देवळात देवाचे रूप म्हणून एक आरसा बसवला होता. आरसा फक्त तुम्हाला तुमच्याबद्दल अधिक माहिती देत असतो. मुलांना त्यांच्या भावना समजून घेण्यात मदत करण्यासाठी तुम्ही या आरशाचीच भूमिका निभवायची असते. असे करणारे पालक मुलांना जीवनातील उतार-चढावांमध्येही स्वत:चा आत्मसन्मान टिकवून ठेवण्यात मदत करत असतात. हा एक खो-खो चा खेळ आहे. तुम्ही तो चालू कराल आणि अक्षरश: हजारो, लाखो वर्षे अनेक पिढ्या तो चालत राहील. विल्यम राल्फ इन्गे (William Ralf Inge) ला कदाचित याच विचाराने पुढील वाक्य लिहिण्याची प्रेरणा दिली असावी. त्याने लिहिले आहे, "एखाद्या मुलाच्या चारित्र्यावर प्रभाव टाकायचा असेल, तर त्याच्या जन्माआधी सुमारे शंभर वर्षे, ही त्यासाठीची योग्य वेळ आहे."

सक्रियतेने ऐकण्याबद्दलची एक कथा

आता यजुर्वेदामधील तैत्तीरीय उपनिषदातील एक गोष्ट पाहू या. यात, शिकवणे या शब्दाच्या पारंपरिक अर्थाने प्रत्यक्ष न शिकवता देखील मुलाला कसे शिकवता येते, हे दर्शवलेले आहे :

भृगु आपले पिता वरुणदेवांकडे गेला आणि म्हणाला, "तात, मला ब्राह्मणाबद्दल शिकवा."

वरुण देव म्हणाले, "जा आणि तपस कर. ब्राह्मण शिकण्याचा तो एकच मार्ग आहे."

भृगु तेथून निघाला आणि त्याने अनेक आठवडे ध्यान केले. पुन्हा तो आपल्या वडिलांकडे गेला आणि म्हणाला, "तात आता मला ब्राह्मण म्हणजे काय ते कळले आहे. अन्न म्हणजे ब्राह्मण. अन्नाशिवाय सर्व गोष्टी क्षीण होतात आणि नष्ट होतात. अन्नच जीवन टिकवून ठेवते. त्यामुळे, *अन्न हेच ब्राह्मण* होय."

वरुणदेव म्हणाले, "जा आणि तपस कर. ब्राह्मण शिकण्याचा तो एकच मार्ग आहे." पुन्हा एकदा भृगुने तपस केले.

मग तो आपल्या वडिलांकडे गेला आणि म्हणाला, "तात आता मला ब्राह्मण म्हणजे काय ते कळले आहे. *प्राण*, श्वास म्हणजे ब्राह्मण. श्वासाशिवाय जीवन नष्ट होते."

"बाळ मी तुला सांगितले ना जा आणि तपस कर! ब्राह्मण शिकण्याचा तो एकच मार्ग आहे."

भृगुने मग जास्त काळ तपस केले. एके दिवशी प्राणायाम, श्वसन नियंत्रण, करत असता त्याला जाणवले की मन हे श्वासापेक्षा श्रेष्ठ असते; ते श्वासावर नियंत्रण ठेवते. तो पुन्हा आपल्या वडिलांकडे गेला आणि म्हणाला, "तात आता मला ब्राह्मण म्हणजे काय ते खरोखर कळले आहे. ब्राह्मण म्हणजे मन."

"तपस कर! ब्राह्मण शिकण्याचा तो एकच मार्ग आहे."

भृगुने मग पुन्हा तपस केले. एके दिवशी मनाच्या शांत अवस्थेत, त्याला *आनंदा*चा अनुभव आला. त्याला वाटले, *आनंद* म्हणजे ब्राह्मण. सर्व गोष्टी आनंदातून निर्माण होतात. त्या जिवंत असेपर्यंत *आनंद*च त्यांना टिकवून ठेवतो. *आनंद* म्हणजे खरोखरच ब्राह्मण.

उपनिषदांमधील देवाची संकल्पना समजावून सांगण्याचा माझा उद्देश नाही. ज्यामध्ये वडील स्वतः तटस्थ राहूनही मुलाला स्वतः शोध घेण्यास आणि ज्ञान मिळवण्यास प्रोत्साहन देतात, असे एक उदाहरण मला तुमच्यापुढे मांडायचे होते.

■

९

पर्वतही उचलू शकणारा दांडा

“मानव आणि पर्वत जेव्हा एक होतात, तेव्हा महान कार्ये केली जातात,” असे विल्यम ब्लेक (``Great things are done when men and mountains meet"– William Blake) यांनी म्हटले आहे. मर्त्य मानव इकडचा पर्वत तिकडे करू शकतो का?

आर्किमिडीज् म्हणाला होता, “मला एक पुरेसा लांब दांडा आणि उभे राहण्यासाठी जागा द्या. मी ही अख्खी पृथ्वी हलवून दाखवतो.” शेवटी पर्वत म्हणजे पृथ्वीचा एक लहानसा भाग. होय, पर्वत हलवले जाऊ शकतात. सामान्य मर्त्य माणसांना पर्वत हलवणे शक्य करणारा दांडा म्हणजे इच्छाशक्ती.

इच्छाशक्ती म्हणजे काय? इच्छाशक्ती म्हणजे अशी एक शक्ती, जिच्या बळावर तुम्हाला हवे ते तुम्ही करू शकता. हे खूप सोपे वाटेल, पण तसे ते नाही. मानवी मन स्वभावत:च इकडे-तिकडे धावत असते. या चंचल प्रवृत्तीला वेसण घालून मनाला एकाच दिशेला गुंतवून ठेवणारा माणूसच फक्त चमत्कार करून दाखवू शकतो. ह्याच एका उद्देशाने आपले पूर्वज तपस करीत असत.

तरुण मुला-मुलींसाठी व्यक्तिमत्व विकास शिबिरे घेत असताना, हा मुद्दा समजावून सांगण्याकरता आम्ही रस्सीखेच हा खेळ खेळतो. या खेळात दहा-दहा जण एक दोरी विरुद्ध बाजूंना खेचत असतात. दोन्ही

गटांची शक्ती व वजन समान असेल, तर दोरी आहे त्याच ठिकाणी बराच वेळ राहते. मी जेव्हा हा खेळ घेतो, तेव्हा एका वर्तुळाकार कडीला चार दोऱ्या बांधलेल्या असतात आणि दहा जणांचे चार गट ती कडी एकेका दोरीला धरून, चार दिशांना ओढत असतात. काहीही साध्य न होता त्या तरुण मंडळीची बरीच शक्ती खर्च होते. माणसाच्या मनाच्या बाबतीतही असेच काहीसे होत असते, असे मी त्यांना सांगतो. कुठल्याही क्षणी, अनेक शक्ती मनावर कार्य करत असतात. एका वेळेस एकाच गोष्टीवर संपूर्ण लक्ष देऊ शकणारा माणूसच चमत्कार घडवू शकतो. चाळीस लोकांनी वेगवेगळ्या दिशेने बळ लावण्याऐवजी एकाच दिशेने लावले, तर पुरीच्या जगन्नाथाचा रथ देखील हलेल.

मला आठवते, युनिकेम लॅबोरेटरीज लिमिटेड या कंपनीचे अध्यक्ष आणि व्यवस्थापकीय संचालक, पद्मभूषण ए. व्ही. मोदी एकदा मला म्हणाले होते (१९७२ मध्ये), "कुठल्याही वेळी, त्या क्षणी माझ्या हातात जे काही असेल, त्या गोष्टीवर मी संपूर्ण लक्ष देत असे." श्री. मोदींची यशोगाथा ज्यांना माहीत नसेल, त्यांच्यासाठी सांगतो, आज काही दशकोटींची उलाढाल असलेली युनिकेम लॅबोरेटरीज ही कंपनी मोदींनी रु. ६,००० उधार घेऊन त्या भांडवलावर, मुंबईच्या महालक्ष्मी मंदिराजवळच्या एका टपरीत सुरू केली होती.

तरुणांना आणखी एक प्रयोग मी करून दाखवतो, तो म्हणजे भिंगाच्या साहाय्याने ओल्या काड्या जाळणे. साधी सूर्याची किरणे, भिंगाच्या सहाय्याने एका जागेवर केंद्रित केली, तर एक छोटा चमत्कार घडवून आणतात. त्याचप्रमाणे इच्छाशक्ती वापरून, साधारण अशी मानवी मने त्यांचे सामर्थ्य एखादे ध्येय साध्य करण्यावर एकवटतील, तर ती देखील मानवाच्या कुवतीबाहेरच्या वाटणाऱ्या गोष्टी साध्य करू शकतील. तुमच्याकडे इच्छाशक्तीच नसेल, तर एकाच गोष्टीवर तुम्ही मन एकाग्र कसे करू शकाल?

तुमच्या ध्येयाप्रती तुमची भावनिक बांधिलकी असेल, तर उद्दिष्टप्राप्तीसाठी मन एकाग्र करणे सोपे जाते. ती भावनिक बांधिलकी तुम्हाला स्वयंशिस्त आणि आत्मसुखाचा त्याग अंगी बाणवणे सहजसाध्य करेल. अशी कथा आहे, की कालीदासाच्या पत्नीने त्याला जेव्हा विचारले, "अस्ति कश्चित वागविशेष?" (तुम्हाला काही विशेष सांगायचे

आहे का?) तेव्हा कालीदासाला अपमान झाल्यासारखे वाटले, कारण त्याला संस्कृत येत नव्हते. तो घर सोडून निघून गेला, संस्कृत भाषेचा अभ्यास करून तीवर प्रभुत्व मिळवले, महान काव्ये रचली, आणि मग आपल्या पत्नीकडे परत गेला. ध्येयाप्रतीच्या भावनिक बांधिलकीमुळेच त्याचे उद्दिष्ट साध्य करण्यासाठी असा स्वार्थत्याग करणे त्याला शक्य झाले.

उदाहरणार्थ, यल्लाप्रगादा सुब्बरावांची गोष्ट पाहा. त्यांच्या भावाच्या मृत्यूने त्यांना भावनिक बांधिलकी असलेले ध्येय दिले : हजारो लोक ज्याने ग्रस्त आहेत आणि ज्यामुळे त्यांचा लाडका भाऊ मृत्युमुखी पडला, त्या स्प्रू (Sprue) या पचनसंस्थेच्या रोगावर इलाज शोधून काढणे. नंतर अमेरिकेतील हार्वर्ड विद्यापीठात शिकत असताना, फीचे पैसे जमवण्यासाठी त्यांनी भट्ट्या साफ केल्या, इस्पितळात रोग्यांच्या मल-मूत्र विसर्जनाची भांडी साफ करणारा हरकाम्या म्हणून काम केले आणि शरीरविज्ञानशास्त्र तसेच जैवरसायनशास्त्राच्या ग्रंथसंग्रहालयात रात्रपाळीचा ग्रंथपाल म्हणूनही काम केले. बीन्स, गव्हाचे पीठ आणि थोडेसे दूध एवढ्याच अन्नावर कित्येक दिवस त्यांनी काढले. ते तपस होते. आत्मसुखाचा एवढा त्याग आणि एवढी स्वयंशिस्त, त्यांच्या आपल्या ध्येयाप्रती असलेल्या भावनिक बांधिलकीमधूनच आली. त्या स्वयंशिस्त आणि आत्मसुखाच्या त्यागामुळे सुब्बरावांची इच्छाशक्ती विकसित झाली आणि त्यांनी यशाची शिखरे पादाक्रांत केली. मॅट्रिकच्या परीक्षेत दोनदा नापास झालेले आणि एम्. बी. बी. एस्. या डॉक्टरकीच्या परीक्षेतही गचकलेले सुब्बराव, अमेरिकेतील लेडर्ले लॅबोरेटरीज (Lederle Laboratories) चे संशोधनविषयक संचालक झाले आणि हजारो लोकांचे प्राण वाचवणारे अनेक शोध त्यांनी लावले.

भारतीय पुराणात, आपल्या पित्याच्या मांडीवर बसण्याची इच्छा प्रकट करणाऱ्या छोट्या ध्रुवबाळाची कथा सांगितलेली आहे. त्याची सावत्र आई त्याचा तो अधिकार नाकारते. तो मग राजप्रसाद सोडून जातो अनेक वर्षे तपस करतो. मी यापूर्वीच म्हटल्याप्रमाणे, तपस म्हणजे आत्मसुखाचा त्याग आणि स्वयंशिस्त. "तुम्ही बारा वर्षे तपस केल्याशिवाय तुम्हाला काहीही साध्य होऊ शकणार नाही," असे आपले पूर्वज म्हणत असत. बारा वर्षे संपल्यानंतर भगवान विष्णू

ध्रुवासमोर प्रकट झाले आणि त्यांनी त्याच्या सर्व इच्छा पूर्ण केल्या. ही कथा किंवा विष्णूचे अस्तित्व, यांच्या सत्यतेची खात्री मी देत नाही. पण तपस, स्वत: होऊन स्वीकारलेली स्वयंशिस्त आणि आत्मसुखत्याग, यामुळे इच्छाशक्ती विकसित होते यावर मात्र माझा विश्वास आहे. इच्छाशक्ती ही बुलडोझरसारखी असते. तिच्यासमोर काहीच टिकाव धरू शकत नाही.

बक्स्टन (Buxton) ने इच्छाशक्तीच्या बाबतीत लिहिले आहे, "माझे वय जसजसे वाढत आहे, तसतशी मला अधिकाधिक खात्री पटत चालली आहे, की दुबळा आणि सामर्थ्यवान, महान आणि नगण्य या दोन व्यक्तींमधील महत्त्वाचा फरक म्हणजे ऊर्जा किंवा शक्ती– अविचल निर्धार– एकदा निश्चित झालेले ध्येय, आणि मग मृत्यु आणि यश. ही एक गोष्ट अशी आहे, की तिच्यामुळे या जगात काहीही करता येणे शक्य आहे आणि तिच्याविना, इतर कुठलेही कौशल्य किंवा परिस्थिती एका द्विपाद प्राण्याला मानव बनवू शकत नाही."

सलग दोन वेळा ग्रेट ब्रिटनचे पंतप्रधान झालेले बेंजामिन डिझरेली (Benjamin Disraeli) एकदा म्हणाले होते, "दीर्घ काळ चिंतन केल्यानंतर माझी अशी पक्की खात्री झालेली आहे की, ध्येय एकदा निश्चित झाल्यावर माणसाने ते साध्य केलेच पाहिजे. आणि त्याचबरोबर, जी दृढ इच्छा त्या ध्येयाच्या पूर्तीसाठी आपले अस्तित्वच जणू पणाला लावते, तिच्या आड काहीही येऊच शकत नाही."

बाल-केंद्री आणि अतिप्रेमळ पालक, मुलांना शक्य ते सर्व सुख देत असतात. त्यांची अशी कल्पना असते, की असे केल्याने त्यांची मुले आनंदी, आरोग्यपूर्ण आणि यशस्वी होण्यास मदत होईल. पंचशील पालक देखील त्यांना परवडत असेल, तर पैशाने विकत मिळणारे कोणतेही सुख मुलांना देण्यास कां-कूं करत नाहीत. शिस्तप्रिय पालक यश मिळवण्यामध्ये इच्छाशक्तीचे महत्त्व जाणून असतात. पण त्यांची मुले जबरदस्तीने शिस्त शिकत असल्यामुळे, त्यांच्या आत्मविश्वास व आत्मसन्मानाला धक्का पोहोचत असतो. बाल-केंद्रित पालक स्वत:च्या उदाहरणातून आणि मन वळवण्याद्वारे, त्यांच्या मुलांची इच्छाशक्ती विकसित होईल याकडे लक्ष देत असतात व या प्रक्रियेत, मुलांच्या आत्मसन्मान व आत्मविश्वासाला धक्का लागू नये ही काळजी घेतात.

उदाहरणार्थ, शाळेची परीक्षा जवळ आल्यावर शिस्तप्रिय पालक मुलांना टीव्ही बघण्यात वेळ न घालवण्याची सक्ती करतात. बाल-केंद्रित पालक मुलांची परीक्षा संपेपर्यंत स्वतःच टीव्ही बघण्याच्या आनंदावर पाणी सोडतात. अर्थात, मुलांनीही त्यांचे अनुकरण करावे म्हणून त्यांच्यावर ते दबाव आणत नाहीत. पण परीक्षा जवळ आलेली असताना खूप वेळ टीव्ही बघणे कसे अनावश्यक आहे, याबद्दल मुलांशी बोलून त्यांचे मन मात्र ते वळवतात. मला आठवते, एका पालकांनी मला एकदा सांगितले की जेव्हा मुलाच्या परीक्षेसाठी त्यांनी व त्यांच्या पत्नीने स्वतः टीव्ही पाहणे बंद केले, तेव्हा तो मुलगा स्वतः होऊन त्यांच्याकडे आला आणि म्हणाला, "नाही आई. हे योग्य नाही. तुम्ही तुमचे टीव्ही पाहणे थांबवू नका. मीच दुसऱ्या खोलीत जाऊन अभ्यास करेन."

आनंद आणि आरोग्यामध्ये इच्छाशक्तीचे महत्त्व

इच्छाशक्तीवर फक्त यशच नव्हे, तर आरोग्य आणि आनंदही अवलंबून असतात. इच्छाशक्ती असल्याशिवाय, आपण ना खाण्याच्या चांगल्या सवयी टिकवून ठेवू शकत, ना नियमित व्यायाम. अशाप्रकारे आरोग्य हे इच्छाशक्तीवर अवलंबून असते. परिपूर्तीची भावना, दिवसभराची कामे चांगल्या प्रकारे पार पाडल्याचे समाधान मिळाल्याशिवाय आपल्याला आनंद मिळत नसतो आणि दिवसभराची कामे पार पाडण्यासाठी इच्छाशक्ती "आवश्यक" आहेच.

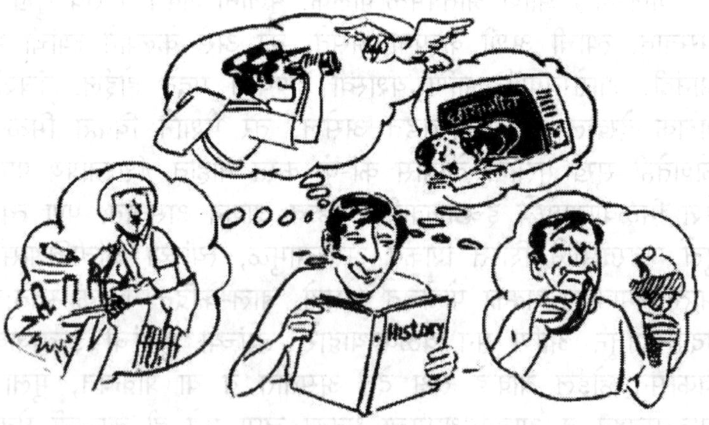

फ्रॅन्कलीन डी. रूझवेल्ट (Franklin D. Roosevelt) यांनी म्हटले आहे, ''आनंद हा फक्त जवळ पैसा बाळगून असण्यात नसतो; तो असतो काहीतरी साध्य केल्याच्या भावनेत, नवनिर्मितीच्या प्रयत्नातील थरारक अनुभवात.''

पालक आपल्या मुलांमध्ये इच्छाशक्ती जशी जोपासू शकतील?

मुलाने हट्ट केल्यावर त्याला तिसरा लाडू देणाऱ्या अति प्रेमळ आईने त्याला इच्छाशक्ती विकसित करण्यापासून वंचित ठेवले. मुलाला सकाळी वाटेल तेव्हा उठण्याची परवानगी देणारी आई त्याला इच्छाशक्ती विकसित करण्यात मदत करत नसते. याचा अर्थ असा आहे का, की मुलाच्या स्वायत्ततेमध्ये तुम्ही ढवळाढवळ करावी? नाही. मुलाला त्याचे स्वत:चे वेळापत्रक आखण्यास प्रोत्साहन द्या. त्याच्या वयाच्या हिशेबाने, झोपेसाठी पुरेसा वेळ त्यात असू द्या. प्रशंसा आणि कौतुकाद्वारे, त्याने स्वत:च आखलेले वेळापत्रक पाळण्यास तुम्ही त्याला मदत करू शकता. अर्थात, अनुकरण करण्यासाठी योग्य तो आकृतीबंधही तुम्ही पुरवायला हवाच.

मुलाने आखलेल्या वेळापत्रकात, खेळ आणि करमणुकीसाठी योग्य तेवढा वेळ नेमून दिलेला असला पाहिजे. खेळण्याची वेळ समजा संध्याकाळी ५ ते ७ असेल, तर ७ वाजेपर्यंत तो घरी परत यायलाच हवा. तरुण मुलांच्या बाबतीत, खेळाचे प्रत्यक्ष सामने वा सामन्यांची पूर्वतयारी, यासाठी काही वेळा या गोष्टीस अपवाद असू शकतो. योग्य ती प्रेरणा असेल, तर मुले अभ्यासासाठीही पुरेसा वेळ राखून ठेवतील. ते पाळण्यासाठी त्यांना प्रोत्साहन द्या.

वेड्या चाळ्यांपुढे मान तुकवू नका

आपल्या मनासारखे झाले नाही, तर बहुतेक मुले वेडे चाळे करतात. समजा, दिवाळीत नातेवाईकांच्या मुलांना वाटण्यासाठी तुम्ही डझनभर चॉकलेट्स आणली आहेत. मुलाने ती पाहिल्यावर तो सारखे चॉकलेट मागत राहतो. तुम्ही जर त्याला ती दिली नाहीत, तर तो वेडे चाळे सुरू करतो. अशा वेळी त्याला न मारता, रागावता वा त्याच्यावर न ओरडता, चॉकलेट देण्यास नकार देण्यासाठी तुमच्याजवळ इच्छाशक्ती असणे आवश्यक असते.

एखादी इच्छा पूर्ण झाली नाही, तर जमिनीवर अथवा भिंतीवर आपले डोके आपटून घेण्याची एका मुलाला सवय होती. ते दृश्य पाहून त्याची आई घाबरून जायची. त्यामुळे त्याच्या मेंदूला इजा वगैरे होईल की काय याची तिला भीती वाटायची. जेमतेम तीन वर्षांचा तो मुलगा, आपल्या आईची प्रतिक्रिया पाहून तिच्या भावनांशी खेळण्यास शिकला. मग एक डाव आखला गेला. पुढच्या वेळेस मुलाने आपले डोके आपटून घेण्यास सुरुवात केली, तेव्हा आई घाबरली तर खरी, पण बाह्यत: तिने काहीच दर्शवले नाही. जवळच असलेल्या आजी-आजोबांनीही आपण जणू काही पाहिलेच नाही अशा अविर्भावात आपले काम चालू ठेवले. आता आश्चर्यचकित होण्याची पाळी त्या मुलाची होती. तो आधारासाठी आपल्या आजीकडे वळला. तो म्हणाला, "आजी हे बघ. मी माझे डोके आपटून घेतो आहे." हे ऐकून आजी शांतपणे म्हणाली, "हो, तू डोके आपटून घेतो आहेस, तुझे बाबा पुस्तक वाचत आहेत आणि आम्ही पत्ते खेळत आहोत."

या वागण्याने मुलगा गोंधळला. त्यानंतर त्याने एकदाही आपले डोके आपटून घेतले नाही!

हातातल्या कामाचे सोप्या सोप्या तुकड्यांमध्ये विभाजन करा

आपल्या समोरील काम खूप अवघड आहे, असे तुम्हाला वाटेल. पण सहजासहजी हार मानू नका. काम कोणतेही असो, त्याचे सोप्या सोप्या तुकड्यांमध्ये विभाजन करा. इच्छाशक्ती विकसित करण्याच्या कामात, ठराविक वेळी प्रार्थना करण्यासारख्या सोप्यात सोप्या गोष्टीपासून सुरुवात करा. अनेक पारंपारिक हिंदू घरांमध्ये, सायंप्रार्थनेचा रिवाज असे. तुम्ही जर खूप, खूप व्यस्त असाल, तर फक्त काही आठवडे मुलांबरोबर बसून रोज दहा मिनिटे प्रार्थना करा. एकदा सवय लागली, की मग हळूहळू हा कालावधी १५ मिनिटे, मग २० मिनिटे आणि शेवटी अर्धा तास, एवढा करा. तेवढेच पुरेसे आहे. तुम्ही ख्रिश्चन असाल, पण जेवणाआधीची प्रार्थना म्हणणे तुम्ही बंद केले असेल, तर ती आता सुरू करा. तुम्ही मुस्लिम असाल, तर तुमच्या मुलामध्ये देखील नमाझ पढण्याची सवय तुम्ही बिंबवली असेलच.

मला कुठल्याही धार्मिक संकल्पनेचा प्रचार करायचा नाही हे मी येथे

स्पष्ट करू इच्छितो. इच्छाशक्तीचा विकास करायचा असेल, तर वेळेची बांधणी करणे आवश्यक असते आणि त्या बांधणीत प्रार्थनेसाठीच्या वेळेचा समावेश करणे तुमच्या मुलाला सहज समजेल, केवळ एवढ्याच हेतूने मी प्रार्थनेची सूचना केली आहे. (How to develop self-confidence आणि How to achieve success या माझ्या पुस्तकांमध्ये देव, पाप आणि गुणवत्ता या संकल्पनांबरोबरच मी या संकल्पनेचीही सविस्तर चर्चा केली आहे.)

उपवास

एक संपूर्ण दिवसभर अन्नापासून दूर राहणे आरोग्यासाठी चांगलेच आहेच, पण त्यामुळे इच्छाशक्तीचा विकास होण्यातही मदत होते. मात्र उपवासास सुरुवात करताना तुमचा कोठा साफ असायला हवा. एक दिवसापेक्षा अधिक काळाच्या उपवासासाठी तर अशी काळजी घेणे आवश्यक आहे. उपवासाचे हे दिवस धार्मिक कारणासाठी करावयाच्या उपवासाचेच दिवस असण्यास हरकत नाही : दत्ताच्या आराधनेचे सोळा गुरुवार किंवा संतोषीमातेच्या उपासनेचे सोळा शुक्रवार, गणपतीच्या आराधनेचे पाच मंगळवार किंवा प्रत्येक पौर्णिमेला सत्यनारायणाची पूजा. जैन धर्मीय लोक पर्युषण पर्वात दहा दिवस उपवास करतात. धार्मिक कारणांसाठी केलेल्या उपवासात लोक पाणी देखील पीत नाहीत. पण उपलब्ध वैद्यकीय माहितीनुसार, तसे करणे आरोग्याच्या दृष्टीने योग्य नाही. मुस्लिम लोक रमझानच्या दरम्यान उपवास करतात. या सगळ्या उपवासांच्या धार्मिक आधाराबद्दल मला कुठलेही भाष्य करायचे नाही. अशा उपवासामुळे इच्छाशक्ती विकसित होते एवढाच मुद्दा मला मांडायचा आहे. म्हणूनच, तुमच्या मुलांना जर तुमच्याबरोबर कुठलाही उपवास करावा वाटला, तर इच्छाशक्ती वाढवण्याची त्यांची ही संधी हिरावून घेऊ नका.

मनन

तुमची मुले मनन करण्यास शिकण्याच्या दृष्टीने खूप लहान आहेत असे तुम्हाला वाटेल, पण शांतचित्त होण्यास शिकणे ही मननाची पहिली पायरी असते आणि ती खूपच सोपी गोष्ट आहे. साधे श्वसन करणे किंवा आपल्या श्वासोच्छ्वासावर वा हृदयाच्या ठोक्यांवर लक्ष

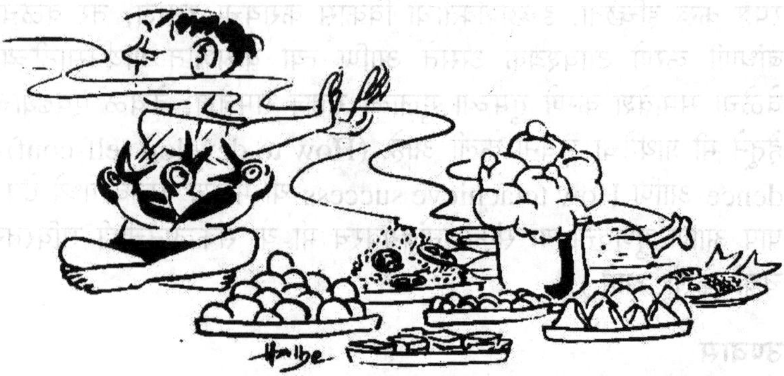

केंद्रित करणे, यामुळे कुणालाही आपले चित्त शांत करणे शक्य असते. शांतचित्त झाल्यानंतर एखाद्या विषयावर मनन करणे, ही पुढची सोपी पायरी. मनन करणे इच्छाशक्ती वाढवते.

तरुण मुलांना मी उन्हाळ्याच्या सुटीत एक गोष्ट करण्यास सांगत असतो. एक शंभर पानी वही घेऊन, रोज दोन पाने भरून त्यांनी कुठलेही एखादे वाक्य लिहून काढावे. सुविचारच असे नाही, कुठलेही निरर्थक वाक्य देखील चालेल. यामुळे देखील इच्छाशक्ती वाढते. पण काहीतरी बिनअर्थाचे वाक्य लिहिण्यापेक्षा, "मी स्वत:वर कालपेक्षा अधिक प्रभुत्व मिळवले आहे, असे मला रोज वाटते" असे लिहिण्यास तुम्ही आपल्या मुलांना सांगू शकता. खरे तर बाल-केंद्रित पालकांनी, मुलांनी विचारल्याशिवाय काहीही सुचवणेदेखील टाळल्यास ते उत्तम. त्यांना प्रश्न विचारायला लावणे, सूचना करायची विनंती करायला लावणे, यातच तुमचे खरे कौशल्य आहे.

इच्छाशक्ती ही यशाच्या सूत्रातील एक गुणक आहे, हे आधीच्या एका प्रकरणात आपण पाहिले. शेकडो यशस्वी लोकांच्या जीवनांचा अभ्यास केल्यानंतर मला असे वाटते की, वाचन, लेखन, अनुकरण, निरीक्षण, प्रयोग आणि संशोधन याद्वारे मुले जो माहितीचा (किंवा ज्ञानाचा) साठा गोळा करतात, किमान त्याच्या एवढेच महत्त्व इच्छाशक्तीला असते. आत्मविश्वास विकसित करण्यासंबंधीच्या माझ्या शिबिरांच्या शेवटी, सहा वेगवेगळ्या यशस्वी व्यक्तींना भेटून त्यांच्या यशात साह्यभूत ठरलेल्या बाबींची माहिती घेण्याचा आग्रह मी तरुणांना करतो.

त्यांना एक तयार प्रश्नावली दिली जाते आणि त्या सहा व्यक्तींना भेटून त्यातील प्रश्नांची उत्तरे त्यांनी मिळवायची असतात.

यामागचा उद्देश तरुणांना आणि त्यातही गुणवत्ता यादीत नसलेल्या विद्यार्थ्यांना हा दिलासा देण्याचा असतो, की शाळेत 'अ' श्रेणी किंवा विद्यापीठाच्या परीक्षेत पहिला वर्ग जरी मिळाला नाही, तरी, आत्मविश्वास असेल आणि इच्छाशक्ती विकसित केली, तर त्या शिदोरीवरही जीवनात यश मिळवणे त्यांना शक्य आहे.

आपल्या मुलांना नावाजलेल्या इंग्रजी माध्यमाच्या शाळेत घातले, प्रथितयश कोचींग क्लास लावले आणि आवश्यक ती सर्व पुस्तके आणि साधने त्यांना आणून दिली, तर ती यशस्वी होतील अशी अनेक पालकांची गैरसमजूत असते. पण हे सर्व पुरेसे नाही. मुलांनी आपली इच्छाशक्ती विकसित केल्याशिवाय त्यांना फार मोठे यश मिळवणे शक्य नाही.

मानवी शरीरातील स्नायूंना वाढत्या श्रेणीने कठीण व्यायाम देऊन, अगदी हत्ती देखील छातीवर उभा राहू शकण्याइतके मजबूत बनवता येते. प्रो. राममूर्ती हे यासाठी प्रसिद्धच होते. इच्छाशक्ती देखील, मनाला चढत्या श्रेणीने कठीण व्यायाम देऊन जोपासता येते.

मूलतः इच्छाशक्ती म्हणजे आंतरिक सुव्यवस्था साधणे. मुलांना आतून सुव्यवस्थित होण्यात मदत करण्यामध्ये पालक खूप महत्त्वाची भूमिका वठवू शकतात. ही आंतरिक सुव्यवस्थाच मुलांना इच्छाशक्ती विकसित करण्यास मदत करत असते. या सगळ्यामध्ये, एक अत्यंत महत्त्वाची गोष्ट म्हणजे मुलांना त्यांच्या इच्छेच्या विपरीत काहीही करण्यास भाग पाडले जाऊ नये. मुलांचा मान ठेवला जावा, त्यांच्या स्वायत्ततेचा मान ठेवला जावा. पण त्याचबरोबर जबाबदारीची जाणीवही त्यांच्यात बाणवायला हवी आणि त्यांनी स्वतः होऊन शिस्त अंगीकारायला हवी. शिस्त लावण्याचे बाह्य प्रयत्न फोल ठरतात. मुले त्याविरुद्ध बंड करून उठतात. तुमच्या घरी आलेल्या माननीय पाहुण्यांवर एखाद्या गोष्टीसाठी तुम्ही जेवढा दबाव टाकू शकाल, तेवढाच तुमच्या मुलांवरही टाका. मुलांना स्वयंशिस्तीची प्रेरणा देण्यातच तुमचे कौशल्य आहे.

व्यक्तिमत्त्व विकास या विषयावर बोलताना मी बरेच वेळा, लोहचुंबक आणि साध्या लोखंडाच्या तुकड्याचे उदाहरण देत असतो.

चुंबकाच्या बाबतीतील रेणू सिद्धांतानुसार (Molecular Theory), लोखंडाच्या तुकड्यातील रेणू विविध, अनियोजित स्थितींमध्ये आणि दिशांमध्ये पसरलेले असतात. चुंबकात मात्र सगळे रेणू एका आडव्या रेषेच्या (दक्षिणोत्तर) समांतर मांडलेले असतात. ही आंतरिक सुव्यवस्थाच चुंबकाला, स्वत: लोखंडापासून बनलेले असूनही इतर लोखंडाच्या तुकड्यांवर, वस्तूंवर इ. आपला प्रभाव टाकणे शक्य करत असते.

स्वयंशिस्तीचे महत्त्व ठसवण्यासाठी मी आणखी एक उदाहरण नेहमी देत असतो. पावसाळ्यात, खूप जोराचा पाऊस झाला की पाण्याचा एक लोंढा निर्माण होतो आणि पाण्याचा हा बंधविहीन लोंढा आपल्याबरोबर गाई-गुरे नेतो, झाडे उन्मळून टाकतो, माणसांना बुडवतो आणि घरे वाहून नेतो. पण हाच लोंढा जेव्हा किनारारूपी दोन बंधने स्वीकारतो, तेव्हा त्याला गती येते आणि एक नदी होऊन तो पुढे जातो. किनारारूपी दोन बंधने स्वीकारणाऱ्या पाण्याने जर धरण, हे आणखी एक बंधन स्वीकारले, तर हजारो लोकांकरता तो एक शक्तीस्रोत होतो. शक्तीचे हेच इंगित आहे आणि सामर्थ्यवान होण्याची इच्छा कोणत्या मुलाला नसते?

आपल्या दैनंदिन कामांची आणि आपल्या विचारांची नीट व्यवस्था लावू शकण्याची क्षमता इच्छाशक्तीतूनच येते. स्मरणशक्तीच्या विकासातही इच्छाशक्तीची भूमिका महत्त्वाची आहे. चांगल्या स्मरणशक्तीसाठी एकाग्रता आवश्यक असते आणि जवळ इच्छाशक्ती असलेल्या माणसाला फक्त एकाग्रता सहज साध्य होते. म्हणून यश मिळवण्यामध्ये, इच्छाशक्ती हा एक महत्त्वाचा घटक आहे.

छंदांमधून स्वायत्तता विकसित होते

मुलांमध्ये इच्छाशक्तीचा विकास करण्यात आणि त्यांना यशस्वी बनवण्यात स्वायत्ततेची भावनाच फक्त मदत करत असते. आधीच्या एका प्रकरणात स्वायत्ततेची सखोल चर्चा मी केलेली आहे. मुलांमध्ये स्वायत्ततेची भावना विकसित करण्याचा एक सोपा मार्ग म्हणजे त्याला एक-दोन छंद जोपासण्यात मदत करणे. छंदांसाठी खर्च केलेला वेळ म्हणजे वेळेचा अपव्यय असे बऱ्याच जणांचे मत असते. पण हे खरे नाही. बालपणी लवकर जोपासलेला एखादा छंद नंतर मोठेपणी

ताणतणावाच्या काळात विरंगुळा तर देतोच, पण त्यामुळे मुलांना स्वायत्ततेची भावनाही निर्माण होते. निदान त्या छंदाच्या कक्षेत तरी त्याला आपण आई-वडिलापासून स्वतंत्र असल्याची भावना येते. त्याच्या छंदावर तो खूप पैसे वगैरे खर्च करत असेल तर कदाचित नाही, पण एरवी त्यामध्ये त्याला आपल्या आई-वडिलांचे नाही-नको ऐकावे लागत नाही.

पोस्टाची तिकीटे आणि नाणी गोळा करण्याचे छंद लोकप्रिय आहेत. पण मुलांना शंख-शिंपले, काड्याच्या पेट्यांचे छाप आणि विविध रंग व आकारांचे दगड देखील जमवण्यात तेवढीच मजा वाटते. तुम्ही त्यांच्या छंदांचे मनापासून कौतुक करायला हवे. पोस्टाची तिकिटे, नाणी किंवा शंख-शिंपल्यांबद्दल त्यांना तुमच्यापेक्षा जास्त माहिती असेल. त्यामुळे त्यांचे मनापासून कौतुक करणे तुम्हाला शक्य असते. तुमच्या मुलाला गायक, सतारवादक किंवा व्हायोलीन वादक होण्याची इच्छा असेल, तर त्याला प्रोत्साहन द्या. त्या क्षेत्रात त्याला तुमच्यापेक्षा जास्त जाणकारी निर्माण होईल.

स्वायत्तता म्हणजे स्वातंत्र्य अधिक जबाबदारी

तुम्ही जेव्हा एखाद्या व्यक्तीची स्वायत्तता मान्य करता, तेव्हा त्याच्या इच्छेप्रमाणे वागण्याचे त्याचे स्वातंत्र्य तर तुम्ही मान्य करत असताच, पण त्याच्या कृतींबद्दल त्याला जबाबदारही धरत असता.

स्वातंत्र्य अधिक जबाबदारी म्हणजे स्वायत्तता. ह्यामुळे मुले यशस्वी होऊ शकतात.

स्वातंत्र्य उणे जबाबदारी म्हणजे लाड. ह्यामुळे मुलांना जबाबदारी न स्वीकारण्याची सवय लागेल, ती उधळ्या मनोवृत्तीची होतील. असे झाल्यास आणि विशेषत: आई-वडील श्रीमंत असतील, तर मुले वाया जाऊ शकतात.

जबाबदारी उणे स्वातंत्र्य मुलांना बंडखोर बनवेल. मुले हिंसक होतील. सुरुवातीला शब्दांमध्ये आणि नंतर कृतीमध्ये.

विकासाच्या प्रक्रियेत काही गोष्टी नेहमीच सहज प्राप्य असतीलच असे नाही, हे समजून घेण्यात मुलांना मदत करण्याने त्यांची इच्छाशक्ती विकसित होईल, मुलाची प्रत्येक इच्छा पूर्ण करण्याने नव्हे. नकारात

निराशेचा भाग नसेल, तर त्यामुळे इच्छाशक्ती विकसित होते.

म्हणूनच आत्मसुखाच्या त्यागाला महत्त्व आहे. एकादशी, रमझान किंवा पर्युषणात न जेवल्यामुळे मुलांमध्ये इच्छाशक्ती विकसित होते. इच्छाशक्ती विकसित करण्याचे इतर मार्ग म्हणजे : दोन महिने आईस्क्रीम न खाण्याचा पण करणे, रोज एक तास मौन पाळणे, दोन महिने चित्रपट न पाहण्याचे ठरवणे इ. तसेच, संध्याकाळी ६ ते ७ या वेळात टीव्हीवरचे कार्यक्रम बघायचे असे ठरवणे आणि मग आवडणारे कार्यक्रम नसले, तरीही ते बघत राहणे, यातूनही इच्छाशक्ती विकसित होऊ शकते. टीव्हीच्या पडद्यावर आवडीचा कार्यक्रम चालू असताना तिकडे कुणीही बघेल, पण टीव्ही बंद असतानादेखील जर कुणी अगदी दहा मिनिटे देखील पडद्यावर लक्ष एकाग्र करू शकला, तर तो स्वत:ची इच्छाशक्ती विकसित करू शकेल.

बाघा जतीनच्या मागे कुत्रा लागला, तेव्हा आईच्या पदरात शिरण्यामुळे त्याची इच्छाशक्ती विकसित झाली नाही. ती झाली ती न पळता कुत्र्याचा सामना करण्याने.

विकास व सुधारणा, दु:ख आणि झगडण्यातूनच येतात, ही गोष्ट कायम लक्षात ठेवण्यासारखी आहे.

आत्मसन्मान आणि इच्छाशक्ती असणारी मुले समवयस्कांच्या दबावाला बळी पडून अमली पदार्थ किंवा तत्सम पलायनवादी प्रवृत्तींच्या आहारी जाण्याची शक्यता जवळजवळ नसतेच. तरुण मुले धूम्रपान किंवा मद्यपान करण्याचे एक मोठे कारण म्हणजे असे केल्यास आपण प्रौढ झाल्यासारखे त्यांना वाटत असते. त्याला प्रौढत्वाची भावना तुम्ही द्या, म्हणजे धूम्रपान किंवा मद्यपान करण्याचे त्याचे एक मोठे कारण नाहीसे होईल.

तुमच्या मुलामध्ये आत्मसन्मान आणि इच्छाशक्ती विकसित करणे तुमच्या आवाक्यातले आहे. आणि तुम्ही जर ते करू शकत नसाल, तर तुम्ही मुलांना दोष देऊ शकत नाही.

चांगली कामगिरी न करू शकणाऱ्या एका मुलाप्रती त्याच्या शिक्षकांनी घेतलेल्या मनोभूमिकेने, द सॉफ्ट रिव्होल्यूशन या पुस्तकांचे लेखकद्वय नील पोस्टमन आणि चार्लस् वाईनगार्टनर (The Soft Revolution– Neil Postman and Charles Weingartner) यांना, खालील

शब्द लिहिण्यास चिथावले–

ते म्हणतात, "बहुतांश कामांमध्ये, एखादी व्यक्ती जर, जे काम करण्यासाठी तिला पैसे दिले जातात ते काम करत नसेल, तर तिला अपयशी समजले जाते. पण शिकवण्याच्या बाबतीत मात्र, असे झाले, तर विद्यार्थ्यालाच अपयशी समजले जाते."

मी म्हणेन, जर एखाद्या मुलाजवळ भरपूर आत्मसन्मान, आत्मविश्वास आणि भरपूर इच्छाशक्ती नसेल, तर त्यात गुन्हेगार सहसा आई-वडीलच असतात, पण त्याचा दोष मात्र नेहमी मुलांनाच मिळतो आणि त्याच्या आई-वडीलांच्या अपयशाची फळे भोगत तो मुलगा आयुष्यभर दुःखात होरपळत राहतो.

समजा तुम्ही एखाद्या सुताराला सागवानी लाकूड आणून दिले आणि तुमच्यासाठी एक टेबल बनवण्यास सांगितले. ते टेबल जर तुम्हाला हवे तसे बनले नाही, तर त्याचा दोष तुम्ही सुताराला देणार की लाकडाला?

तसेच, तुम्ही २२ कॅरेटचे सोने सोनाराला देऊन तुमच्या पत्नीसाठी एक सोन्याची साखळी बनवण्यास सांगितले आणि ती साखळी हवी तशी झाली नाही, तर तुम्ही दोष कुणाला देणार? सोनाराला, की सोन्याला?

पहिल्या उदाहरणात सुताराला आणि दुसऱ्यात सोनारालाच तुम्ही दोष द्याल, नाही का? मग, तुमच्या मुलाची अभ्यासातली कामगिरी चांगली नसेल अथवा कठोर परिश्रम करण्यासाठी त्याच्याकडे इच्छाशक्ती नसेल, तर त्याचा दोष तुम्ही त्याला कसा देता?

अपराधी वाटून घेऊ नका

तुमचा निरोप घेण्यापूर्वी एक गोष्ट मी सांगू इच्छितो. तुमच्या मुलाशी, विशेषकरून तारुण्यात पदार्पण करणाऱ्या मुलाशी, जर तुमचे खटके उडत असतील, तर त्यात चिंता वाटण्यासारखे काही नाही. जरा मोठे झालेले वाघाचे बछडे ज्याप्रमाणे आपल्या आईशी लुटुपुटुची लढाई करतात, तद्वतच, तेरा ते एकोणीस या वयोगटातील मुला-मुलींचे त्यांच्या आई-वडीलांशी खटके उडतच असतात. जे कधी मुलांबरोबर राहिलेच नाहीत, फक्त असेच लोक "आदर्श पालक" असतात.

मुलांना आत्मसन्मान, आत्मविश्वास आणि स्वायत्तता देण्यासाठी तुम्ही शक्य ते सर्व काही केले आणि तरीदेखील मुलांशी मतभेद वा

वादविवाद झाले, तर स्वत:ला अपराधी समजू नका. या गोष्टींना देखील एक चांगली बाजू असते. असे मतभेद आणि वादविवाद झाले नाहीत, तर मुले जगामध्ये चुकीच्या कल्पना घेऊन प्रवेश करतील. बाहेरच्या विशाल जगामध्ये ज्या लोकांशी त्यांचे मतभेद आणि वादविवाद होतील त्यांना देखील बरोबर घेऊन चालण्यास मुले शिकली, तर त्याचे श्रेय या तुमच्याशी झालेल्या मतभेदांना आणि वादविवादांनाच द्यायला हवे.

आनंदमयी पालकत्वासाठी तुम्हाला शुभेच्छा!

■

यश संपादन करण्याचे तंत्र...

यशाचा कानमंत्र

मूळ लेखक

अनंत पै

अनुवाद

चारुलता पाटील

या पुस्तकात लेखकांनी यश संपादन करण्यासाठी आवश्यक असणाऱ्या विविध घटकांची सांगोपांग चर्चा केलेली आहे. ते म्हणतात,

"एकदा का तुमच्या हाती आत्मविश्वासाचा जादूचा दिवा आला, की बस्स! तुम्ही मनात इच्छा करायचाच अवकाश, की तुमची ती इच्छा पूर्ण झालीच, म्हणून समजा!"

मात्र मनात ती इच्छा रुजवण्याचं देखील एक तक तंत्र आहे; आणि तेच या पुस्तकात लेखकांनी सविस्तर सांगितलेलं आहे.

तुमच्या यशाच्या आड येणारे सगळे अडथळे कसे दूर सारायचे, हे अतिशय साध्या आणि सोप्या भाषेत या पुस्तकात सांगितलेलं आहे... त्यामुळं पौगंडावस्थेत पदार्पण करणाऱ्या प्रत्येकाच्या संग्रही हे पुस्तक असायलाच हवं.

स्मरणशक्ती सुधारण्यासाठी उपयुक्त...

उत्तम स्मृतीचा कानमंत्र

मूळ लेखक

अनंत पै

अनुवाद

चारुलता पाटील

काही काही माणसांची स्मृती इतकी विलक्षण असते, की ती मोठमोठ्या कविता न अडखळता घडाघड म्हणू शकतात; किंवा वेगवेगळे तपशील, आकडे, नावं त्यांच्या अगदी चपखल लक्षात राहतात. या माणसांचा तुम्हाला हेवा वाटतो का? आपलीही स्मृती चांगली असावी, सगळ्या गोष्टी आपल्या अगदी छान, दीर्घकाळ आणि स्पष्ट स्मरणात राहाव्यात, असं तुम्हालाही वाटतं का? या पुस्तकात तुमची स्मरणशक्ती सुधारण्यासाठी उपयुक्त ठरणाऱ्या अशा काही झटपट; पण हमखास पद्धतींचा कानमंत्र सांगितलेला आहे. माणसाला जीवनात ज्या गोष्टी स्मरणात ठेवणं आवश्यक असतं, त्या स्मरणात ठेवण्यासाठी आणि स्मृतीला सर्वोत्तम प्रशिक्षण देण्यासाठी या पद्धती हमखास यशस्वी ठरतात.

वाईट किंवा कमकुवत स्मृती नावाची चीजच अस्तित्वात नसते, या विश्वासाच्या पायावर हे पुस्तक आधारलेलं आहे. अनेक लोक आपल्या स्मृतीला दोष देतात; परंतु त्यांची स्मृती वाईट नसते, तर तिला योग्य प्रशिक्षण दिलं गेलेलं नसतं, हे त्याचं मूळ कारण आहे.